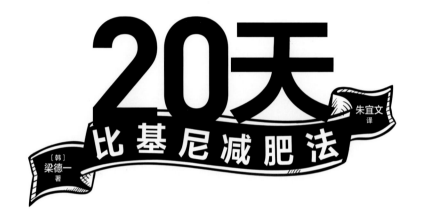

20天

比基尼减肥法

[韩] 梁德一 著

朱宜文 译

中国友谊出版公司

图书在版编目（ＣＩＰ）数据

20天比基尼减肥法 / (韩) 梁德一著；朱宜文译
. -- 北京：中国友谊出版公司，2020.4
ISBN 978-7-5057-4881-1

Ⅰ.①2… Ⅱ.①梁… ②朱… Ⅲ.①减肥－方法
Ⅳ.①R161

中国版本图书馆 CIP 数据核字 (2020) 第 046575 号

书名	20天比基尼减肥法
作者	〔韩〕梁德一
译者	朱宜文
出版	中国友谊出版公司
发行	中国友谊出版公司
经销	新华书店
印刷	雅迪云印（天津）科技有限公司
规格	787×1092毫米　16开
	10.5印张　130千字
版次	2020年5月第1版
印次	2020年5月第1次印刷
书号	ISBN 978-7-5057-4881-1
定价	56.00元
地址	北京市朝阳区西坝河南里17号楼
邮编	100028
电话	（010）64678009

如发现图书质量问题，可联系调换。质量投诉电话：010-82069336

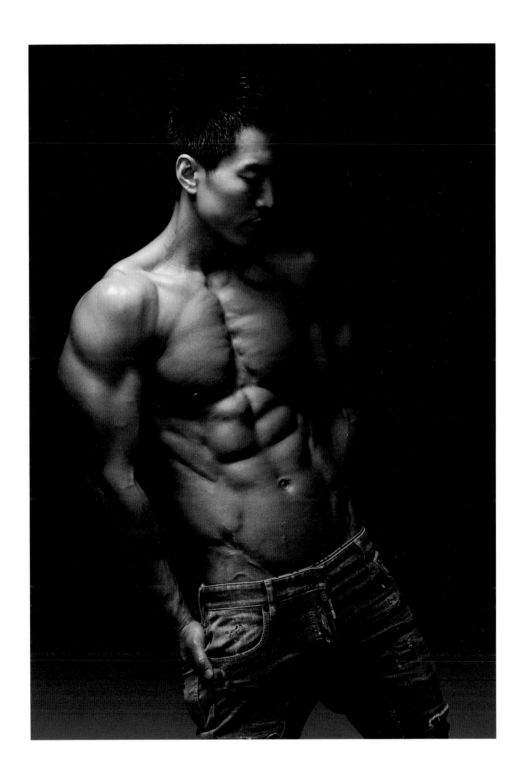

前言
"不要再被那些流行减肥法迷惑了！"

"真的有效果吗？"

一位和我一起运动多年的女性朋友，面对市面上的流行减肥法，不禁动了心，有一天她小心翼翼地这样问道。她说，虽然在浪费了大量的时间和金钱之后，明白运动才是减肥的真理，但依然对"流行减肥法"充满兴趣。

每一季流行的减肥方法层出不穷，各种媒体也纷纷介绍速效减肥法。很多人一看到这样的宣传信息，就像被催眠一般，一定要试试。在这些减肥方法中，或许有些方式是正确的，但更多的是错误的信息，如果盲目相信，就会白白浪费很多精力。

近期，很多专家都开始支持更加系统的、有逻辑的减肥方式，因此，越来越多的人加入到这个阵营中。在此之前，很多人的减肥目标并不具体，没有计划，也没有时间，只是单纯地知道自己"想减肥""想重新拥有10年前的身材""想减掉 5 公斤肉"。不过，在最近几年，人们的想法和认知发生了改变，开始根据身体的营养平衡、肌肉含量以及脂肪含量来重新审视自己的身材问题。很多女性不再追求单纯的瘦，而是开始希望拥有凹凸有致的身材，开始接受健身器械，甚至尝试比自己体重还要重的器械运动。在运用器械健身的过程中，她们感受到了自身的变化，也开始更加关注健康和美丽兼得的运动方式。

但是在平时的生活中，很多人都不知道应该怎么做，也不知道该如何在不影响健康的情况下通过运动来减肥。所以在这本书里，我以一周五天的形式记录了很多运动减肥的方法，以及平时对艺人们的指导，同时这些也是可以在家里、公司、学校进行的简单的徒手运动或常用的器械运动。另外，为了帮助女性朋友们获得理想的身材，书中介绍了关于胸部、腹部、臀部的运动方式，可以有针对性地训练，弥补自身身材的缺点。那些因时间紧张或经济紧张而不能去健身房的人，可以照着本书的动作训练。每天投入 5~15 分钟的时间，坚持下去一定会看到身体的变化。

健康又美丽的身材，绝对不是靠一杯排毒果汁、一颗减肥药就能打造出来的。一定要记得进行简单的运动、有效率的运动，并且坚持运动。希望读到这本书的读者能认识到"运动是拥有美丽身材"的这一事实，接受挑战吧！让这本书成为你们拥有结实、健康、美丽身材的"私人教练"。

教练 梁德一

2016 年 5 月

Contents

PART 01

加强身体曲线感，改善上半身曲线

胸部训练

PART 02

打造光滑、紧实的腹部线条
腹部训练

PART 03

打造心形臀部和修长的大腿肌肉
下肢训练

灵活使用《20天比基尼减肥法》

"弹性"是身材的大趋势，凹凸有致才完美。谁都知道应该做点运动，管理好身材，如果想在短时间内拥有好身材，比起全身运动，针对特定部位的运动更加有效。所以，本书介绍了针对胸部、腹部、臀部以及大腿等重要部位的训练方法。选择自己想要改变的部位，一天一个动作，就会拥有线条漂亮和富有弹性的身材，自信地穿上比基尼。

1 选择有魅力的部位，进行集中锻炼

虽然穿比基尼时每个人的魅力点是不一样的，但是在比基尼季节到来的时候，大多数女性都会为胸部、腹部以及下身肥胖而烦恼，因为这些都是决定比基尼身材的重要部位，也是女性最苦恼的部位。胸部可以展现女性之美，腹部代表健康之美，臀部和腿是性感之美。因此，拥有曲线优美的胸部、光滑平坦的腹部和充满弹性的下半身是每个人的理想。如果想要在短时间内获得比基尼身材，就要对这些魅力点进行有针对性的训练。阅读这本书后，选择一个身体部位进行锻炼，突出自身优点并改善缺点，拥有比基尼身材其实并不难。

2 每天只做一个动作，轻松拥有比基尼身材

20天里，每天进行一个动作，挑战没有赘肉的比基尼身材。"20天比基尼减肥法"可以集中锻炼胸部、腹部、臀部以及大腿的肌肉，是能够突出线条和增加身体弹性的运动。从最想要拥有弹性的部位和最想突出线条的部位开始挑战，只要每天都跟着本书努力锻炼，20天之后就可以发现变化。

3 如果想要完美的比基尼身材，
也可以进行其他部位的锻炼

如果练习者已将身上的缺点部位进行改善，那么可以追加训练计划，连带其他部位一起进行深层锻炼。在这本书中，如果想要追加训练计划，就可以每天将胸部、腹部、臀部的训练都做一遍，一个一个地进行，自然而然地变成全身运动，最大限度地去除赘肉，获得有弹性和线条优美的身材。

4 通过整套运动和运动次数，
调节运动强度

随着运动时间的延续，本书后半部分的运动强度会逐渐提高，因此无须另行调整运动强度。一般而言，一个动作需要重复20次，但是每个人可以根据自己的体能来调整。运动时如果觉得略微吃力，就稍微减少次数，而在增加次数的时候，以增加1~2次为宜。特别是在提高运动强度的过程中，一定要注意科学地增加次数，否则会给身体带来伤害。

5 各个部位训练完后，
可以挑战艺人们的身材

每个部位的训练都是由20个动作组成的。将每个部位的训练全部掌握之后，练习者就可以挑战一下艺人们的身材。从20天内学习的动作中挑出的这6个，实际上是全智贤、金宥真等艺人每天针对各个部位进行集中训练时所做的动作。有能力者可以进行高强度的训练，这样一来，就可以在短时间内获得艺人般的身材。

★梁德一教练的训练指南

本书讲述了拥有完美身材的艺人们的训练故事。请参考她们是如何制定目标的，做了哪些运动，以及如何饮食。

★艺人训练点

本书整理出了艺人们训练方案中的核心要点。

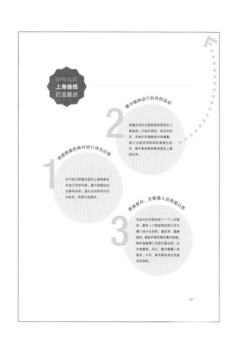

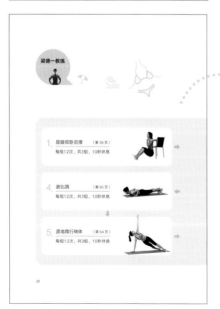

★跟随艺人训练的教程内容

各部位的运动全部结束后，如果想在比 20 天更短的时间内看到显著的变化和效果，就请按照艺人们实际的运动教程试一试。

★ 运动次数

为了更好地甩掉赘肉，拥有美丽的线条，
本书内容标明的是最低的要求。练习者根
据自己的运动能力和体力，可以适当减少
或增加运动次数。

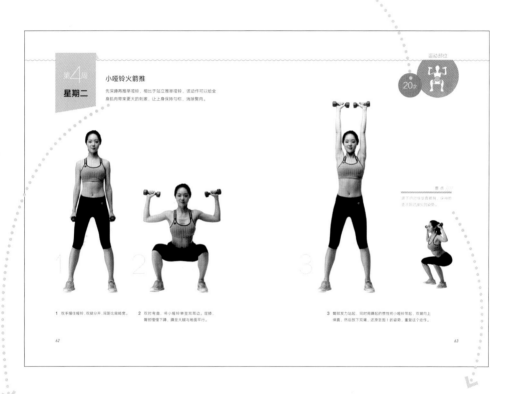

★ 运动效果

本书具体介绍了各个部位的运动
效果，让练习者知道这个动作的
目的，以及运动时会锻炼哪个部
位，由此更好地提高运动效果。

★ 重点

由真人示范重点步骤和正
确的运动姿势。

打造比基尼身材的饮食计划

在20天的时间内，想要去除身体赘肉，增强肌肉弹性，打造出优美的曲线，并不是一件容易的事情，只进行运动是不行的。因此，科学的食谱就成为减肥成败的关键。这里介绍了采用简单食材即可制作的食谱。以蛋白质为主，加上蔬菜，可以有效增强饱腹感。食谱由梁德一亲自指导，非常详细。如果想要拥有完美的比基尼身材，就请跟着我们一起做吧！

1~2 周：增强肌肉弹性

	早餐	午餐	晚餐
星期一	·糙米饭 食用蔬菜、烤鱼等低盐食物。	·炒牛里脊肉 将牛里脊肉100克、洋葱、蘑菇、西蓝花、红辣椒[1]等蔬菜一起翻炒，加入少量胡椒粉和蚝油。	·煮鸡蛋1个 ·水果沙拉 苹果1/2个、橙子1/2个、香蕉1根、草莓5个、圣女果5个、猕猴桃2个、西红柿1个、葡萄5颗、黄瓜1/2根。以上食材任选3种，和生菜混合在一起，可加入食醋或酸奶。
星期二	·香蕉1根 ·蒸红薯1个 ·低脂牛奶1杯	·金枪鱼沙拉 将金枪鱼罐头中的油去除，和生菜、西蓝花、红辣椒、黄瓜、圣女果搅拌在一起，可加入食醋或柠檬汁。	·豆腐沙拉 豆腐1块，和生菜、西蓝花、红辣椒、黄瓜、圣女果搅拌在一起，可加入食醋或酸奶。
星期三	·糙米饭 食用蔬菜、烤鱼等低盐食物。	·鸡胸肉沙拉 烤鸡胸脯1块，和生菜、西蓝花、红辣椒、黄瓜、圣女果搅拌在一起，可加入食醋或酸奶。	·蒸红薯1个 ·煮鸡蛋1个 ·圣女果若干（一拳头大小的量）

1 韩国普遍吃辣椒，因此红辣椒是一年四季不可缺少的食材。——编者注

	早餐	午餐	晚餐
星期四	·美式咖啡 1 杯 ·黑麦面包 1 片 可少量涂抹草莓酱或花生酱。	·牛肉沙拉 在焯好的 100 克牛肉中，放入生菜、洋葱、蘑菇、西蓝花、红辣椒等蔬菜，可加入食醋、柠檬汁或酸奶。	·煮鸡蛋 2 个 ·水果沙拉 苹果 1/2 个、橙子 1/2 个、香蕉 1 根、草莓 5 个、圣女果 5 个、猕猴桃 2 个、西红柿 1 个、葡萄 5 颗、黄瓜 1/2 根。以上食材任选 3 种，和生菜混合在一起，可加入食醋或酸奶。
星期五	·苹果 1 个 ·蒸红薯 1 个 ·美式咖啡 1 杯	·三文鱼沙拉 三文鱼 120 克，加入生菜、西蓝花等多种蔬菜和坚果，可加入食醋或柠檬汁。	·煮鸡蛋 1 个 ·水果沙拉 苹果 1/2 个、橙子 1/2 个、香蕉 1 根、草莓 5 个、圣女果 5 个、猕猴桃 2 个、西红柿 1 个、葡萄 5 颗、黄瓜 1/2 根。以上食材任选 3 种，和生菜混合在一起，可加入食醋或酸奶。
星期六	·糙米饭 食用蔬菜、烤鱼等低盐食物。	·金枪鱼沙拉 将金枪鱼罐头中的油去除，和生菜、西蓝花、红辣椒、黄瓜、圣女果搅拌在一起，可加入食醋或柠檬汁。	·圣女果若干（一拳头大小的量） ·鸡胸肉奶昔 1 杯 将煮好的鸡胸肉撕成条状，加入牛奶 250 毫升、水 1/2 杯、杏仁 10 粒、香蕉 1 根，制作成奶昔。
星期日	·南瓜 1/4 个 蒸熟或者烤熟后食用。 ·豆腐奶昔 1 杯 豆腐 1/2 块、香蕉 1 根、杏仁若干、低脂牛奶（或水）500 毫升、蜂蜜 1 勺，放入搅拌机搅拌均匀后食用。	·自由选择食物 除了冷冻食品或快餐，可以吃其他想吃的食物，但是不要暴饮暴食，要少量摄取。	·蘑菇坚果沙拉 在平底锅中倒入橄榄油，将杏菇、平菇、金针菇等快速地炒熟，加入生菜，以及杏仁、核桃等坚果一起食用。

3~4 周：打造苗条曲线

	早餐	午餐	晚餐
星期一	·炒鸡蛋 鸡蛋 2 个，加入少量胡椒粉和盐炒熟。 ·豆腐奶昔 1 杯 豆腐 1/2 块、香蕉 1 根、杏仁若干、低脂牛奶（或水）500 毫升、蜂蜜 1 勺，放入搅拌机搅拌均匀后食用。	·炒牛里脊肉 将牛里脊肉 100 克、洋葱、蘑菇、西蓝花、红辣椒等蔬菜一起翻炒，加入少量胡椒粉和蚝油。	·煮鸡蛋 1 个 ·水果沙拉 苹果 1/2 个、橙子 1/2 个、香蕉 1 根、草莓 5 个、圣女果 5 个、猕猴桃 2 个、西红柿 1 个、葡萄 5 颗、黄瓜 1/2 根。以上食材任选 3 种，和生菜混合在一起，可加入食醋或酸奶。
星期二	·蒸红薯 1 个 ·西红柿汤 西红柿 2 个，和洋葱、胡萝卜、大蒜、蘑菇、西蓝花一起，加入橄榄油炒熟，放入 300~400 毫升水，煮沸后食用。	·炒猪里脊肉 猪里脊肉 80 克，加入洋葱、蘑菇、西蓝花、红辣椒等蔬菜一起翻炒，加入少量胡椒粉和蚝油。	·圣女果若干（一拳头大小的量） ·鸡胸肉奶昔 1 杯 将煮好的鸡胸肉撕成条状，加入牛奶 250 毫升、水 1/2 杯、杏仁 10 粒、香蕉 1 根，制作成奶昔。
星期三	·糙米饭 食用蔬菜、烤鱼等低盐食物。	·蘑菇坚果沙拉 在平底锅中倒入橄榄油，将香菇、平菇、金针菇等快速地炒熟，加入生菜，以及杏仁、核桃等坚果一起食用。	·蒸红薯 1 个 ·煮鸡蛋 1 个 ·圣女果若干（一拳头大小的量）
星期四	·果蔬汁 1 杯 将胡萝卜、西蓝花、紫甘蓝用滚水焯一下，然后在苹果、香蕉、蓝莓、猕猴桃、草莓、西红柿中任选 3 种，和焯过的蔬菜拌在一起，加上脱脂或低脂牛奶后放入搅拌机搅拌，冷藏后食用。	·鸡胸肉沙拉 烤鸡胸脯 1 块，和生菜、西蓝花、红辣椒、黄瓜、圣女果搅拌在一起，可加入食醋或酸奶。	·豆腐沙拉 豆腐 1 块，和生菜、西蓝花、红辣椒、黄瓜、圣女果搅拌在一起，可加入食醋或酸奶。

	早餐	午餐	晚餐
星期五	·苹果1个 ·豆腐奶昔1杯 豆腐1/2块、香蕉1根、杏仁若干、低脂牛奶(或水)500毫升、蜂蜜1勺，放入搅拌机搅拌均匀后食用。	·三文鱼沙拉 三文鱼120克，加入生菜、西蓝花等多种蔬菜和坚果，可加入食醋或柠檬汁。	·蒸红薯1个 ·煮鸡蛋2个 ·圣女果若干（一拳头大小的量）
星期六	·苹果1个 ·西红柿汤 西红柿2个，和洋葱、胡萝卜、大蒜、蘑菇、西蓝花一起用橄榄油炒熟，放入300~400毫升水，煮沸后食用。	·金枪鱼沙拉 将金枪鱼罐头中的油去除，和生菜、西蓝花、红辣椒、黄瓜、圣女果搅拌在一起，可加入食醋或柠檬汁。	·蒸红薯1个 ·煮鸡蛋1个 ·圣女果若干（一拳头大小的量）
星期日	·果蔬汁1杯 将胡萝卜、西蓝花、紫甘蓝用滚水焯一下，然后在苹果、香蕉、蓝莓、猕猴桃、草莓、西红柿中任选3种，和焯过的蔬菜拌在一起，加上脱脂或低脂牛奶后放入搅拌机搅拌，冷藏后食用。	·鸡胸肉沙拉 烤鸡胸脯1块，和生菜、西蓝花、红辣椒、黄瓜、圣女果搅拌在一起，可加入食醋或酸奶。	·蘑菇坚果沙拉 在平底锅中倒入橄榄油，将香菇、平菇、金针菇等快速地炒熟，加入生菜，以及杏仁、核桃等坚果一起食用。

10条戒律打造"不发胖的体质"

运动期间，减少体重或维持体重固然重要，但是首先要改善不良的饮食习惯和生活习惯，打造"不发胖的体质"。按照以下描述一个一个地改变，练习者自然而然地会养成好习惯。

1 11点前就寝

身体的新陈代谢越快，消耗的卡路里就会越多，就越不容易发胖。而晚上11点到1点，人体的新陈代谢和荷尔蒙的分泌会提高，因此最晚要在11点就寝。

2 戒掉烟和酒

酒的热量很高，如果是在晚上饮酒，那么就会增加热量的吸收。而吸烟则会让身体感到疲劳，觉得压力倍增。因此，如果想要保持良好的身体状态，就需要戒掉烟和酒。

3 运动前喝杯咖啡

摄入咖啡因会分泌多巴胺和肾上腺素，暂时缓解身体的疲劳感。所以，即使身体疲惫，通过摄取咖啡因，也能保持运

动，最终减少体重。但是不能喝加糖和加奶油的咖啡，普通的美式咖啡就可以，每天最好只喝1~2杯。

4 摄取足够的水分

在运动的过程中，水分的摄入是非常重要的。尤其是在强化肌肉力量的过程中，每天至少要摄入2升水。因为在运动的过程中我们会出汗，血压和新陈代谢就会降低，由此导致体内脂肪的分解速度也会降低。但要注意的是，不要一次性喝太多水，每隔10~20分钟饮用100毫升就可以。

5 饮食严格遵照食谱

在减肥的过程中，与运动同等重要的是饮食。如果想要更好地减轻体重，就需要增加蛋白质和膳食纤维的摄入，同时减

少碳水化合物和脂肪的摄入。因此，要尽可能地按照食谱来进行饮食，不要吃食谱之外的食物，尤其不能吃消夜。

⑥ 用餐时间要规律

如果用餐时间不规律，就会引起暴饮暴食，而暴饮暴食是脂肪堆积和肥胖的主犯。如果三餐的时间有一定的规律，那么就会提高新陈代谢和基础代谢，打造"睡觉的时候也能瘦"的体质。因此，早餐、午餐和晚餐之间，需要间隔5个小时。

⑦ 少盐

用糙米饭或者杂粮饭代替白米饭，为了增加饱腹感，还可以食用凉拌菜、烤鱼、泡菜等小菜。过多食用盐会造成身体浮肿，妨碍肌肉的生长，所以要减少食用盐。如果不能减少食盐量，可以在做菜的过程中加入少量柠檬汁，这样有助于钠的代谢，同时改善食物的味道。

⑧ 不要食用过量

在食谱的自由食用日，要避免食用快餐。因为快餐通常都是一些高卡路里的食物，非常咸、辣，而且具有刺激性，很容易就会食用过量。所以为了不打乱食谱用餐，平时遇到想吃的食物时不要刻意限制，但是不能吃得太多。

⑨ 用餐的时候要专注

一边做其他事情一边吃东西，就会不自觉吃得过多，难以控制饭量。相关研究表明，如果在看电视的时候吃东西，就会比不看电视时多摄入300卡路里。因此，用餐的时候一定要专注。

⑩ 吃多少，动多少

控制不了食欲，吃太多怎么办？要提醒自己，不要总说"明天再开始减肥"这种话。如果吃多了，那就要加强运动量。众所周知，当运动消耗的能量人于摄入的能量时，是不会长胖的。

打造比基尼身材需要使用的运动道具

　　比基尼身材的锻炼在家就可以完成。徒手运动是基本的方法，但是为了让运动效果变得更好，就需要使用一些器械。这些道具都是很容易就能买到的，让我们来看看都是什么。

哑铃

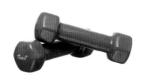

　　即使运动次数不变，只要在做运动的时候拿着哑铃，就可以更好地刺激肌肉。因此，相比于徒手运动，拿着哑铃可以更有效地增加身体的肌肉含量，增强体力。但是一开始运动时，不要选择太重的哑铃，最好从 1 千克开始练起。如果没有哑铃，也可以用装满水的水瓶代替。

瑜伽垫

　　在家中锻炼时，无论是体能训练，还是瑜伽或者其他伸展运动，都需要用瑜伽垫来缓解地板对身体的冲击力，同时也可以防止滑倒，避免受伤。垫子不要太薄，也不要太厚。如果没有垫子，也可以将被子铺在地上使用。

毛巾

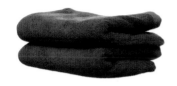

在做诸如压腿等动作的时候，如果在地面上铺上毛巾，就可以辅助用力，减少摩擦力，还可以让动作更温和，受伤的危险性也会降低；同时可以提高动作的标准程度，增强运动效果。

靠垫

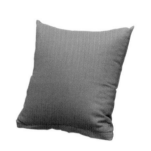

主要用于双臂或腿部运动。在双臂和双腿之间夹上靠垫，动作会更标准、更到位。另外，为了不让靠垫掉下来，双臂和腿部的力量也会加大，锻炼肌肉力量。用枕头代替靠垫也可以。

椅子

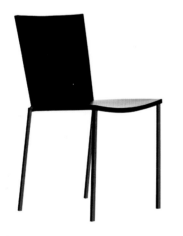

在室内进行运动的时候，经常会做一些踏板动作，这时就需要一把高度在膝盖左右的椅子。在椅子上来回地做上下运动，效果要比在跑步机上好很多，能够产生3倍以上的有氧运动效果。特别是对那些想要下半身更苗条的人来说，这种运动的效果非常显著，同时还可以减少体内脂肪含量，修饰曲线。

20天比基尼减肥法Q与A

将身材比例和线条都练得很好的梁德一教练公开了绝密的方法，对"20天比基尼减肥法"有疑惑的人们，可以在下面的内容中找到答案。

20天比基尼减肥法，是进行什么样的运动呢？

"20天比基尼减肥法"是每天只需要做一个动作就能充分改善身体曲线的有氧运动。刺激和锻炼特定的部位，可以提升心肺能力，增强有氧运动的效果。不仅可以增加肌肉含量和肌肉力量，还可以减少体脂含量，塑造出苗条而充满弹性的身材。不需要特殊器械，随时随地都可以进行。每天一个简单的动作，就可以改善身材的比例和线条。

该怎么调节运动的强度？

在运动的过程中，如果体力充沛，增加运动项目和次数固然好，但是如果没有专家进行指导的话，就会很容易受伤。因此，根据自身的情况、承受能力来调节强度和增减次数是比较安全的。虽然明确规定的次数是20次，但是如果还有体力，可以适当增加1~2次。

如果空腹运动，可以更快地看到减肥的效果吗？

空腹运动燃烧的是身体脂肪而不是碳水化合物，所以对于减肥很有帮助。可是如果要进行高强度的运动，那么身体就需要更多的能量，在这样的情况下空腹锻炼，就很容易感到疲惫，也很难形成肌肉，并难以分解体内脂肪。所以，需要按时进餐，并根据自身的身体状态选择运动时间。饭后1~2个小时是最好的运动时间。

如果三个部位都想锻炼，那么应该怎么排序？

"20天比基尼减肥法"可以消耗很多能量，而且可以同时锻炼各种肌肉。集中锻炼一个部位就很好了。但是，如果想同时锻炼多个部位，不知道该怎么排序，那么就可以像书里的顺序一样，按照"胸部→腹部→下肢"的顺序进行。如果既想腹部更紧实，又想突出胸部的线条，就可以同时进行这两项运动。"20天比基尼减肥法"是可以根据自身情况进行的"DIY运动"。

运动和科学饮食一定要
同时进行吗？

如果在不运动的情况下吃得较少，那么身体就会变成不需要消耗能量的状态，很容易变成易胖的体质。消耗的能量大于摄取的能量，就不会发胖。我们无法像运动员那样拥有极大的运动量，因此，要想得到满意的减肥效果，就要遵守本书的食谱，运动和科学饮食同时进行。希望你们都能养成健康饮食的好习惯。

不想运动的时候，
该如何克服这种心理？

首先，在开始运动之前，要制定好运动的目标。比如"想要全智贤的身材""要将腰围减少8厘米""一定要穿上小码的衣服""要减去身体10%的重量"等，确立具体的目标很重要。另外，每当觉得辛苦的时候，可以想象自己达成目标时的身材，以此来刺激自己。努力是不会说谎的。只要好好努力，20天之后就会得到最诚实的回报。

运动可以减肥成功吗？

每年都有很多新的减肥方法出现，但是随着时间一年一年地过去，唯一没有变化的方法就是运动。所以，不要被那些所谓的流行减肥方式所迷惑，想减肥，还是要通过运动来增加肌肉含量。当肌肉含量增加的时候，即使不运动，也会比较容易维持体重。同样的料理方式，不同的人吃下去，感受到的食物的味道也会不同。同样的运动方法对于不同的人也会出现不同的效果。但如果按照正确的方式，坚持不懈地去做，不管是谁，都会得到好的效果。

完成运动之后，
身体会有什么变化呢？

"20天比基尼减肥法"是燃烧脂肪、锻炼肌肉的运动项目，所以是可以期待自己拥有比运动前更加灵巧、更加结实的身体的。如果是几个部位一起锻炼，身材会更加匀称，线条也更美。只要坚持20天，谁看到你都会觉得你拥有一副好身材。

加强身体曲线感，改善上半身曲线

胸部训练

想拥有美丽的身体曲线，就要从正确的姿势开始。

如果平时没有很好地使用靠近肩胛骨的上背部肌肉，

肌肉就会变弱，使肩膀下垂、含胸，胸部的曲线美就会消失。

所以，这时需要锻炼上背部肌肉，挺直上身。

具体来说，拥有纤细的双臂和流畅的肩部曲线，

突出胸部的丰满感是胸部训练的核心目的。

只要将上身挺直，看起来就会苗条2公斤，

还能获得想要的胸部曲线美。

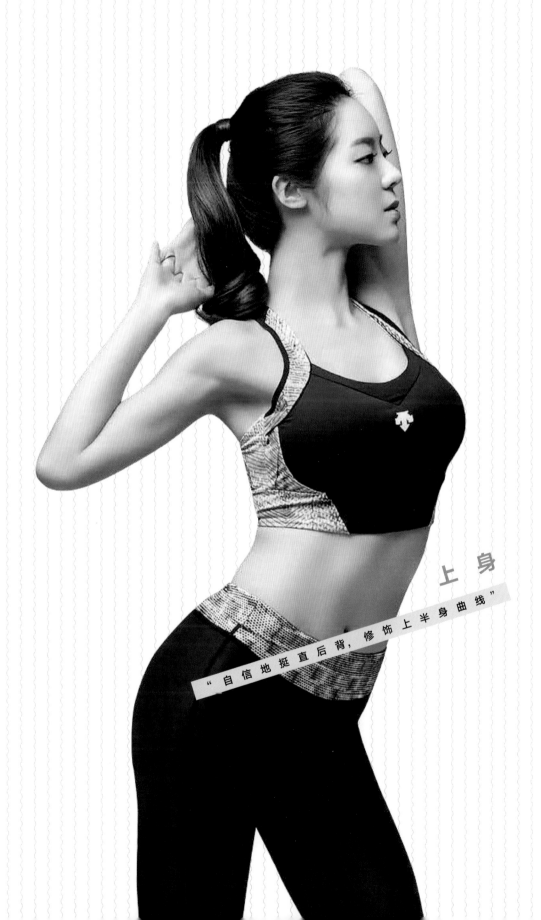

上身

"自信地挺直后背，修饰上半身曲线"

打造金宥真的上半身体形线条

U-IE'S UPPER LINE

梁德一教练

艺人的训练故事

Q ：**刚开始运动的时候，金宥真的身材怎么样？**

　　2013年的时候见过金宥真。那时她已经坚持锻炼了很长时间，身材非常紧致。拥有修长的四肢和与生俱来的完美身材比例的她，并不需要再调节肌肉含量和体脂量，但是有必要更加认真地锻炼，让身材保持下去。只要加强背部的肌肉锻炼，就能拥有完美的上身线条，从而打造出更加自信而美丽的胸部、肩膀、双臂曲线。

Q ：**金宥真的训练目标是什么？**

　　虽然金宥真的身材已经很苗条了，但是她的训练目标是拥有更紧致和女性化的上身曲线，纤细而富有弹性。她很了解自己的身体，希望可以矫正上身肌肉，以便随时保持正确的体态。因此，训练目标被设置为"通过训练背部肌肉而不是过度发展肩部肌肉来矫正体态"。只要挺直背部，就能让胸部线条看起来更加突出。

Q : 金宥真的训练重点是什么？

有些练习者试图尽可能均匀地锻炼上半身的肌肉，但是对于从颈部开始延伸到肩膀的肌肉，比如上部斜方肌，如果过度锻炼的话，不仅会让脖子看起来很短，而且会产生块头过大的感觉，所以锻炼要适度。为了塑造出像芭蕾舞蹈演员一样优雅的肩颈线条，金宥真针对肩胛骨周围的上背部肌肉进行了集中锻炼。另外，反复拉伸背后肌肉，可以使体态更为优雅。她还坚持不懈地重复双臂运动，以锻炼出纤细而富有弹性的手臂线条，并凸显胸部曲线。

Q : 金宥真是如何训练的？

除了有海外行程的时候，金宥真每天都会运动。虽然日程繁忙，但是再疲惫都会严格执行训练计划。由于在学生时期就开始运动，所以她能比一般人更好地掌握训练节奏，也能更好地分配体力，让运动更有效率。因为工作关系，金宥真很难有规律地进行运动，放弃运动的情况也有很多，但是她即使睡眠不够，也会在早上6点起来运动，对自己的要求很严格。

Q : 金宥真的饮食计划是什么？

在管理体重的过程中，想要吃的东西会比平时更多，因此会经常出现暴饮暴食的情况。但是金宥真一直严格按照食谱进餐。"仅凭定好的食谱就可以满足自己的食欲"，她对其他食物并不执着，很认真地在管理饮食，均衡地摄入蛋白质、膳食纤维、维生素、碳水化合物和健康脂肪，每天至少饮用4瓶500毫升的水。为了避免对单一食物产生厌烦，她在摄入蛋白质的时候，会交替食用鸡胸肉、牛肉、鱼肉等。

Q : 锻炼结束后，金宥真的身材发生了怎样的变化？

　　金宥真经过坚持不懈的锻炼，20天后身材开始出现变化。4~5个月之后，曲线变化会更加明显。原本力量不足的肌肉变得更加紧致，正确的体态也凸显了女性的胸部美，并改善了肩颈和双臂曲线。只要加强背部肌肉，上半身就会显瘦，胸部曲线也会更明显。比起过去固有的以瘦为美的艺人，现在的女艺人更加成熟、美丽，这正是运动带来的变化。

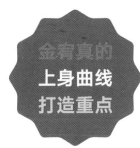

金宥真的
上身曲线
打造重点

集中精神进行肌肉的运动

2

变瘦的同时也要塑造有弹性的上身曲线。打造长颈线、端正的体态、苗条的手臂曲线非常重要。减少过度使用颈部到肩膀的肌肉，集中锻炼肩胛骨周围的上背部肌肉。

根据想要的身材进行体态训练

1

针对自己想要达到的上身线条目标进行体态训练。最大限度地设定具体目标。强化优点的同时弥补缺点，效果才会更好。

更换食材，交替摄入优质蛋白质

3

吃进去的东西成就了一个人的身体，要有一个能够帮助我们均匀摄入碳水化合物、蛋白质、健康脂肪、膳食纤维和维生素的食谱。特别是要摄入优质的蛋白质，这非常重要。所以，要交替摄入鸡胸肉、牛肉、鱼肉等含有优质蛋白的食物。

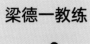

梁德一教练

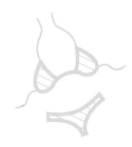

1. 屈腿仰卧后撑　　（第38页）

　　每组12次，共3组，10秒休息

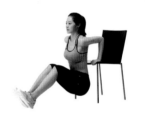

4. 波比跳　　（第60页）

　　每组12次，共3组，10秒休息

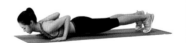

5. 原地爬行转体　　（第64页）

　　每组12次，共3组，10秒休息

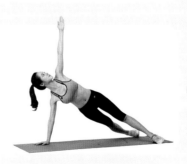

艺 人 运 动 项 目

2. **小哑铃复合平举** （第44页）

每组12次，共3组，10秒休息

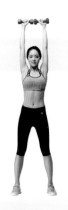

3. **支撑抬臀交替触脚**（第54页）

每组12次，共3组，10秒休息

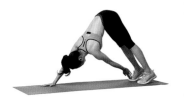

6. **俯卧支撑小哑铃划船**（第68页）

每组12次，共3组，1分钟休息

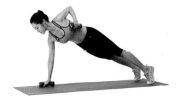

跪姿俯卧撑

双臂一屈一伸，可以刺激到上身的所有肌肉。对于去除胸部和背部的赘肉尤其有效，还可以使双臂线条紧实。

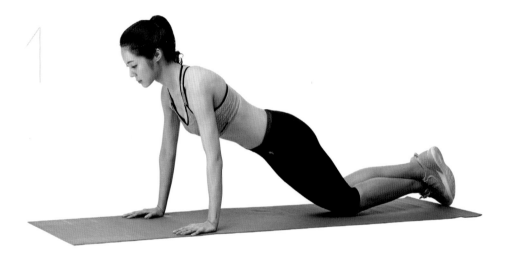

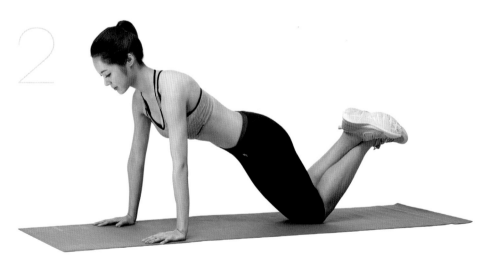

1 手掌和膝盖着地，双手撑于胸部两侧，间距比肩略宽，双脚交叉。

2 膝盖不要离开地面，轻轻抬起双腿。将双肘伸直，双臂、肩膀、腹部用力。

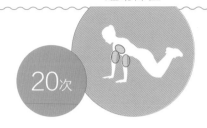

20次

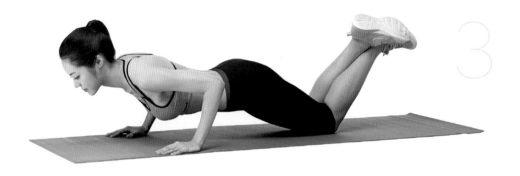

3

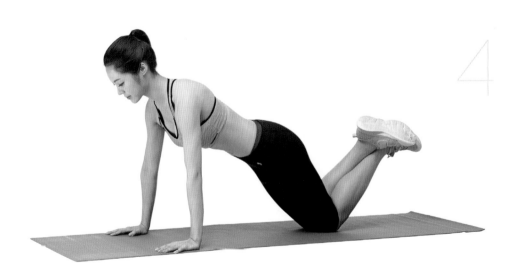

4

3 屈臂俯身，直至胸部触地，停顿3秒。头部到臀部要呈一条直线。

4 起身还原，回到图2的姿势，重复这个动作。

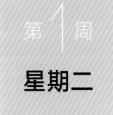

俯卧 Y 字形伸展

这项运动可以锻炼肩背部以及腰部的肌肉，让原本没有力量的背部和腰部变得更加有力；还能矫正蜷缩的背部肌肉，伸展上身，尤其是胸部的线条。

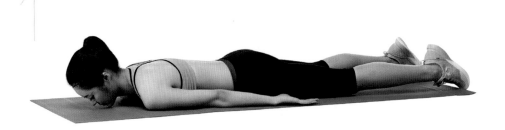

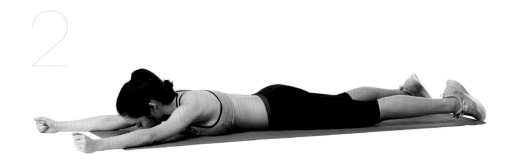

1 俯卧在瑜伽垫上，手心朝上。

2 双臂向前伸张，双手握拳，两手的距离比肩膀略宽。

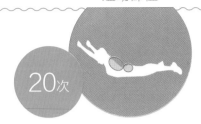

20次

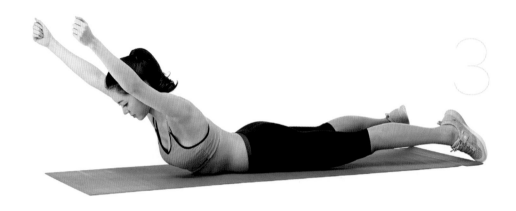

3

4

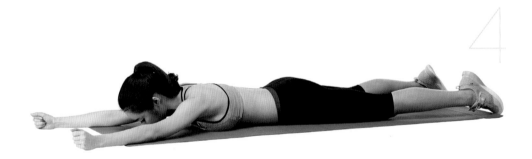

3 将双臂和胸部最大限度地向上伸展，保持3 秒钟。

4 慢慢地放下上身，回到图2的姿势，重复 这个动作。

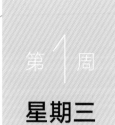

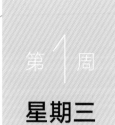

第1周

星期三

站姿小哑铃推举

这项运动可以减少肩膀和双臂的"拜拜肉",将肩部和双臂的肌肉拉长,从而拥有纤细而富有弹性的上身线条。

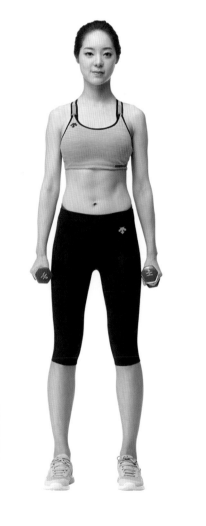

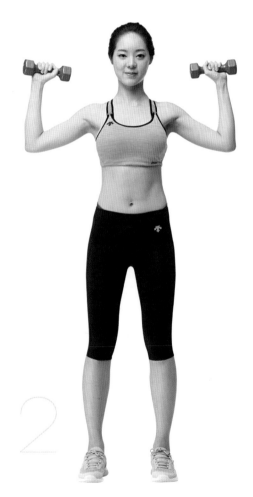

1 双手握住哑铃,双脚开立,与肩同宽。

2 双肘弯曲,将小哑铃举至双耳两边。

20次

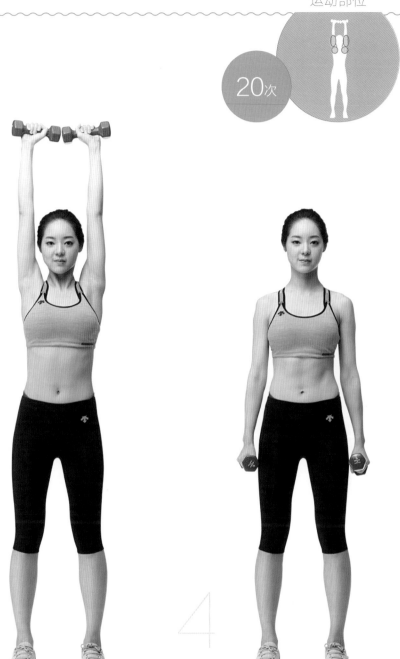

3 腹部和腰部用力，双肘伸直，慢慢将双臂举过头顶。

4 放下双臂，回到图1的姿势，重复这个动作。

仰卧小哑铃臂屈伸

该动作有助于去除手臂晃动的"拜拜肉",增强双臂的肌肉弹性,使双臂下方的肌肉线条紧致,让上身看起来更加苗条。

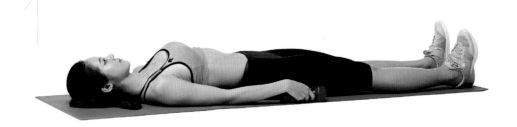

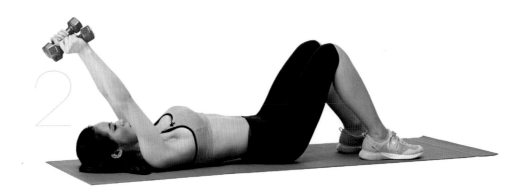

1　平躺在瑜伽垫上,双手紧握哑铃。　　　　2　屈腿,抬起双臂,和地面保持 45°。

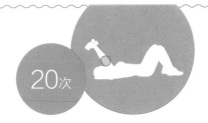

20次

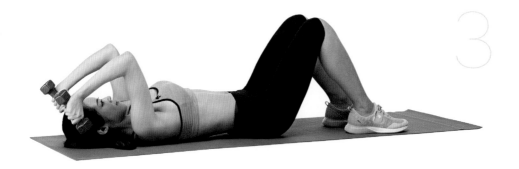

3

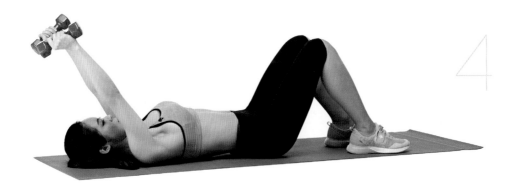

4

3 脚跟固定，屈肘，双手对握哑铃于耳朵两侧，双臂用力，保持3秒钟。

4 慢慢伸直双臂，回到图2的姿势，重复这个动作。

屈腿仰卧后撑

这个动作非常锻炼臂力。通过锻炼双臂下方的肌肉，打造出
光滑、富有弹性而紧致的线条。

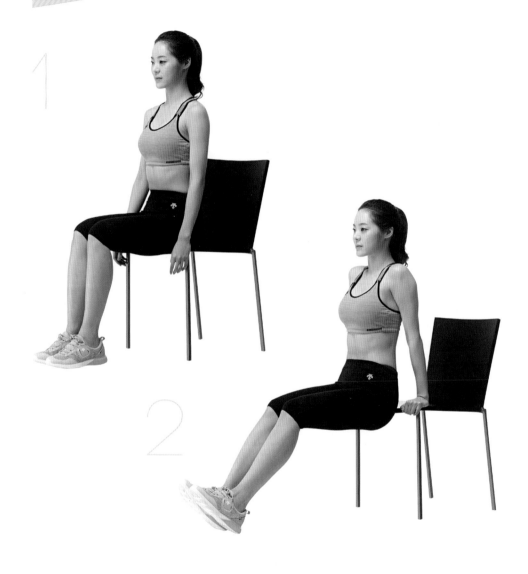

1 坐在椅子上，双脚置于地面，腰部用力，
放松肩膀。

2 将双腿向前伸展，脚尖离地，脚后跟着地。
双手撑住椅子边缘，用力将臀部抬离椅子。

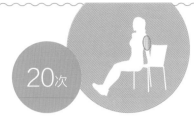

20次

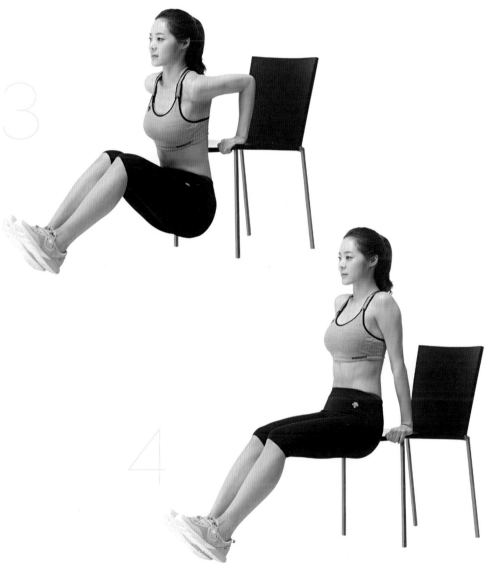

3 屈肘呈直角，臀部靠近地面。

4 双臂用力，慢慢地将身体撑起。还原至图 2 的姿势，重复这个动作。

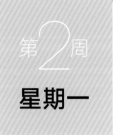

俯卧撑

俯卧撑是锻炼胸部肌肉弹性的最佳运动。除此之外，肩膀、双臂、背部、核心肌群也会同时受到刺激。只要坚持下去，就可以拥有匀称的上身线条。

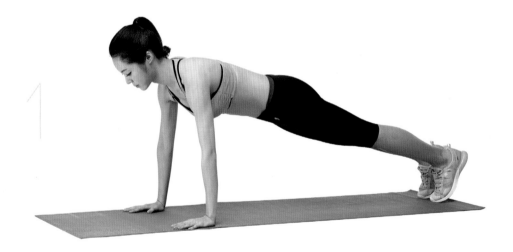

1 俯撑在瑜伽垫上，双手打开，间距比肩略宽。脚尖着地，身体呈一条直线。

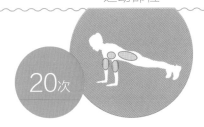

20次

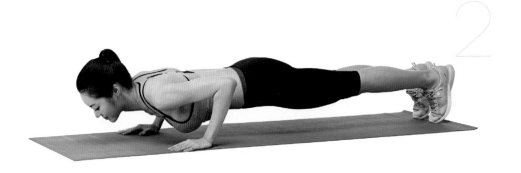

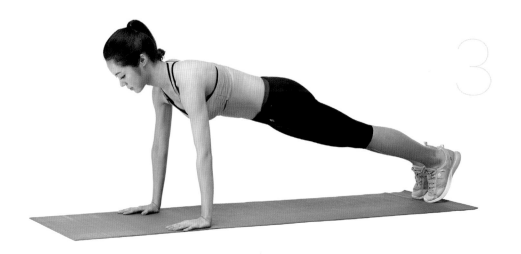

2 将手肘弯曲,胸部贴近地面,保持3秒钟。

3 慢慢伸直双臂，还原至图1的姿势，重复这个动作。

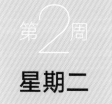

第2周

星期二

俯身小哑铃划船

该动作可以强烈地刺激背部肌肉，帮助胸部舒展开。重复这个动作，把注意力集中在背部的肌肉上，才能获得最佳的效果。

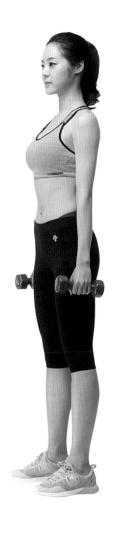

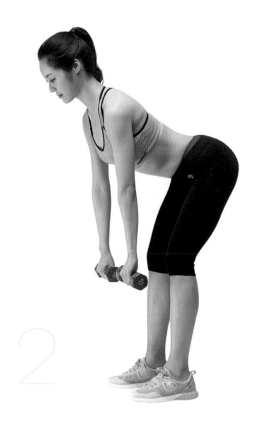

1 双手握住哑铃，两脚分开，与肩同宽。

2 俯身，保持腰板挺直，将手臂垂至膝盖的高度。

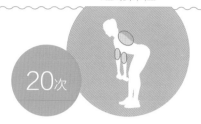

20次

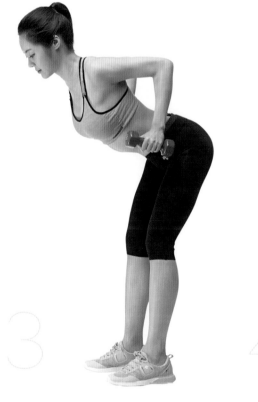

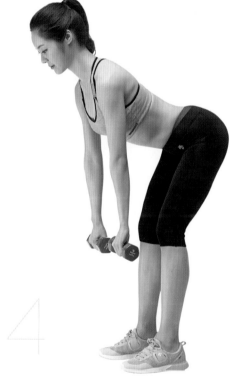

3 固定上身，夹肘上拉哑铃至腹部两侧，保持3秒钟。

4 缓慢地向下放哑铃，还原至图2的姿势，重复这个动作。

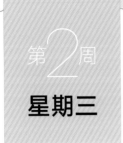

小哑铃复合平举

该动作帮助平衡肩膀，让颈部线条和双臂线条纤细而具有女人味，同时打造出富有弹性的丰满胸部。

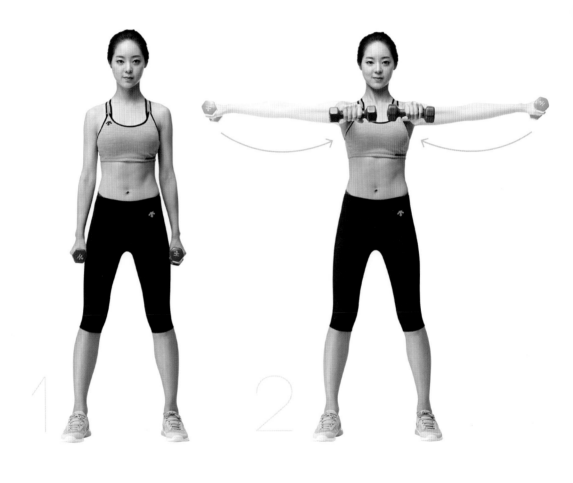

1 双手握住哑铃，双腿分开，间距比肩略宽。

2 手臂侧平举，与地面平行，然后向胸部并拢。

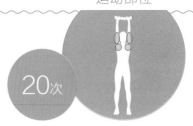

运动部位

20次

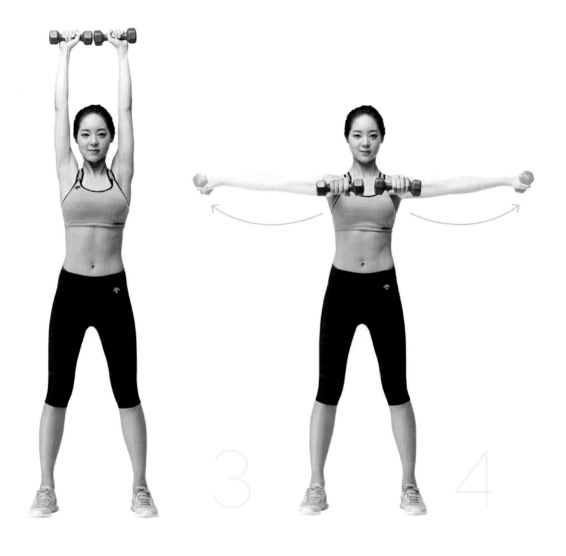

3 保持动作不变，将双臂举过头顶。

4 双臂从体前慢慢向下，直至与地面平行，
   然后向外打开，还原至图1的姿势，重复
   这个动作。

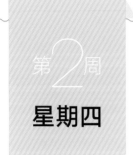

第2周
星期四

原地爬行

用手臂承载体重进行原地爬行，该动作可以拉长手臂的肌肉。但如果手臂和肩膀本身比较无力，就需要适当地减少运动次数。

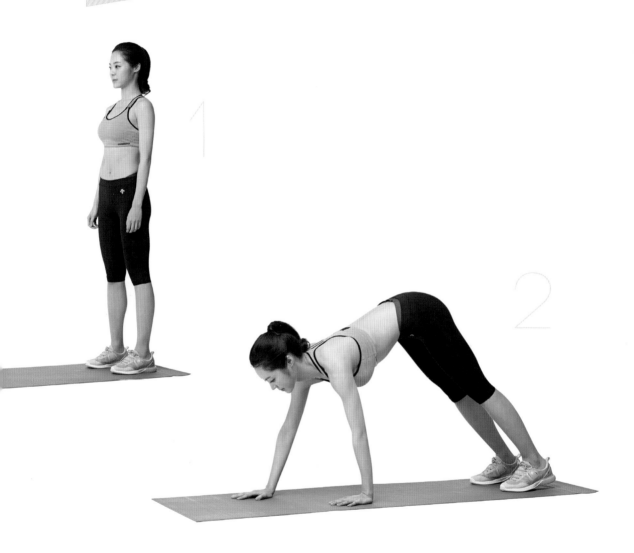

1 双脚分开，与肩同宽。

2 躯干前倾，手臂支撑在瑜伽垫上，身体呈倒 V 字形，手肘与膝关节伸直。

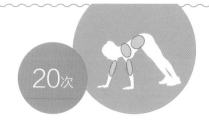

20次

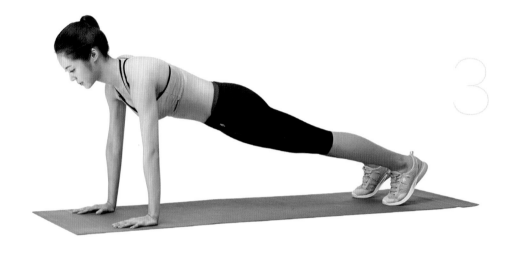

3

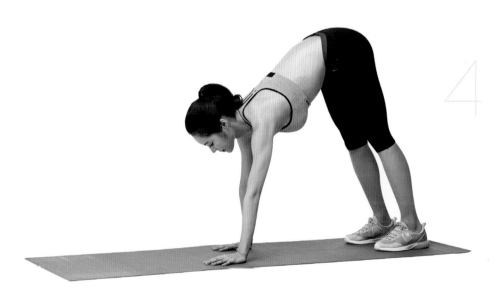

4

3 双脚保持不动，双手交替向前爬行，直至躯干和地面平行。

4 还原起身，回到图 1 的姿势，重复这个动作。

第2周

星期五

原地爬行触碰哑铃

这个动作需要用一只手支撑全身，另一只手去触碰哑铃。负责支撑的手臂和肩膀的肌肉可以得到强化，由此帮助消除整个上半身的赘肉。

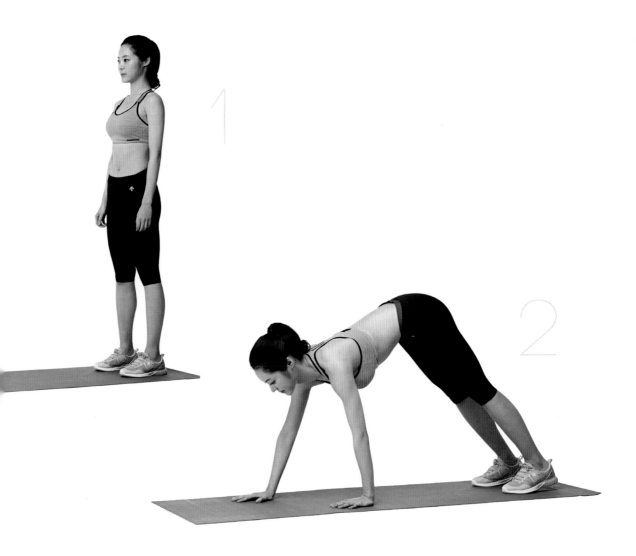

1 双脚分开，与肩同宽。提前在瑜伽垫的前面放置一个哑铃。

2 躯干前倾，手臂支撑在瑜伽垫上，身体呈倒 V 字形，手肘与膝关节伸直。

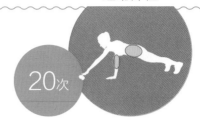

20次

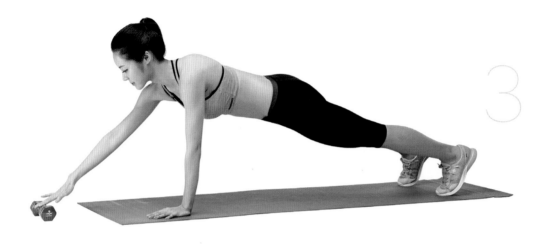

3

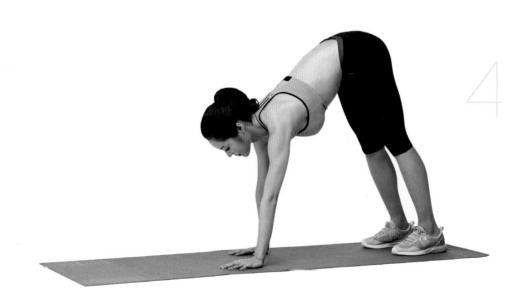

4

3 双脚保持不动，双手交替向前爬行，直至躯干和地面平行。用左臂支撑身体，伸出右臂去触摸哑铃。

4 还原起身，回到图1的姿势，重复这个动作，并更换触摸哑铃的手臂。

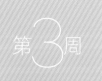

简易波比

该动作可以增强上身肌肉的力量，减少体脂，强化胸部曲线。在运动的过程中不能休息，要快速、准确地重复动作，才能达到运动效果。

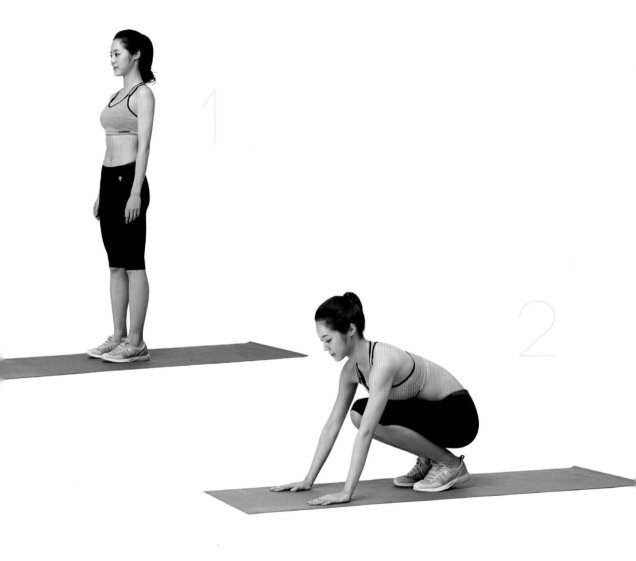

1 双腿并拢，站立。　　　　　　　　2 俯身下蹲，双手撑地，与肩同宽。

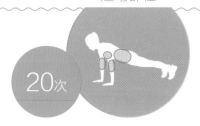

20次

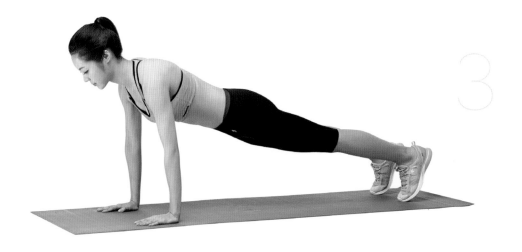

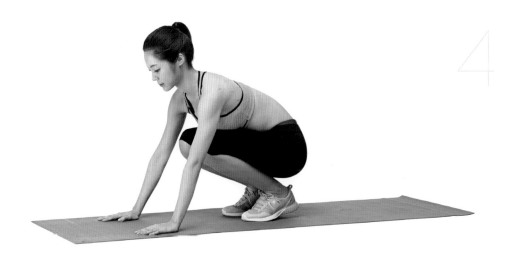

3 将身体的重心移向双臂，双腿向后跳跃伸直，呈俯撑的姿势。

4 将双腿快速向腹部收回，起身还原至图1的姿势，重复这个动作。

支撑抬臀交替摸膝

该动作利用双臂和肩膀的力量提拉臀部，让全身都参与运动，燃烧脂肪；集中刺激双臂和胸部的肌肉，打造出有曲线感的上半身。

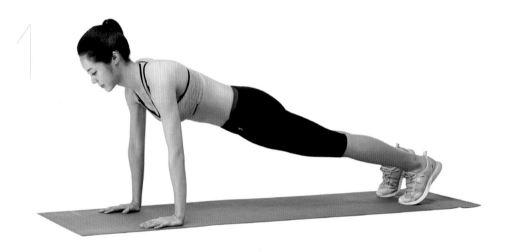

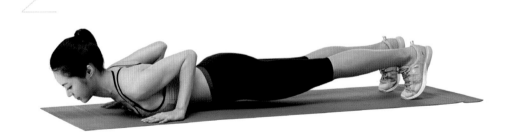

1　双手支撑在瑜伽垫上，间距比肩略宽，踮起脚尖，呈俯撑的姿势。

2　手肘弯曲，将身体完全贴在瑜伽垫上。

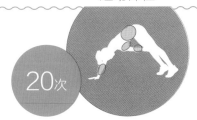

20次

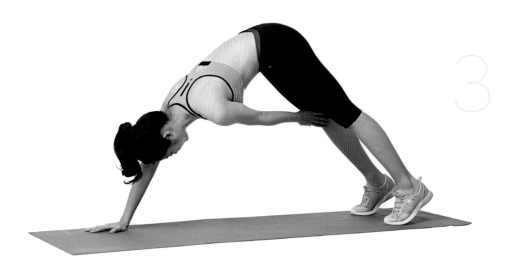

3

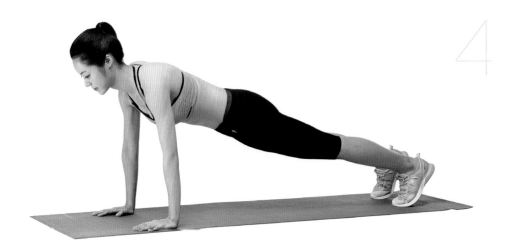

4

3 双臂挺直，将臀部顶起，用左手触摸右侧　**4** 还原至图 1 的姿势，重复这个动作，双手
　　膝盖。　　　　　　　　　　　　　　　　　　　交替摸膝。

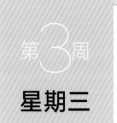

支撑抬臀交替触脚

比起上一个动作——支撑抬臀交替摸膝，这个动作更能有效刺激手臂下方的肌肉，可以有效去除上身赘肉，强化双臂和胸部曲线，使胸部更加丰满。

1

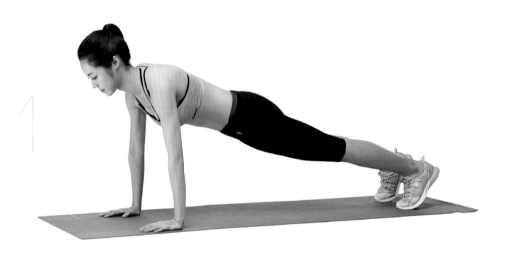

2

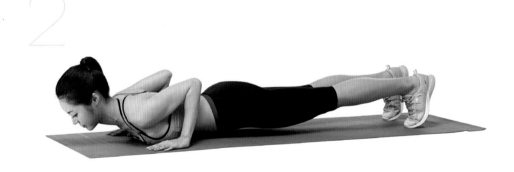

1 双手支撑在瑜伽垫上，间距比肩略宽，踮起脚尖，呈俯撑的姿势。

2 手肘弯曲，将身体完全贴在瑜伽垫上。

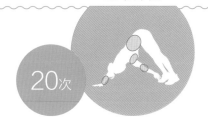

20次

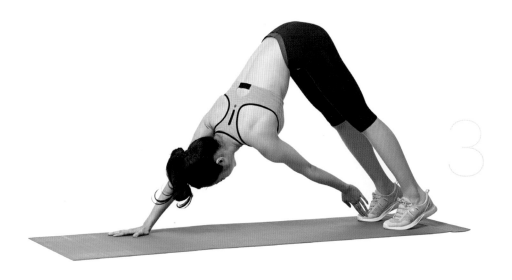

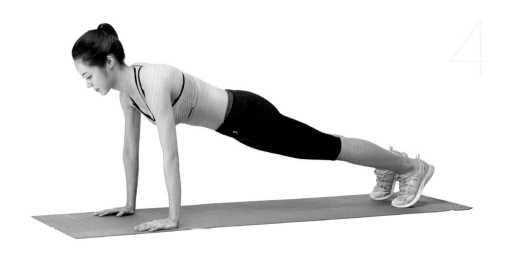

3 双臂挺直，将臀部顶起，用左手触摸右脚脚尖。

4 还原至图1的姿势，重复这个动作，双手交替触摸脚尖。

第 **3** 周

星期四

简易波比开合跳

用双臂支撑身体，双腿进行开合跳，可以有效刺激上半身的
肌肉，燃烧脂肪，更好地打造优美的上半身曲线。

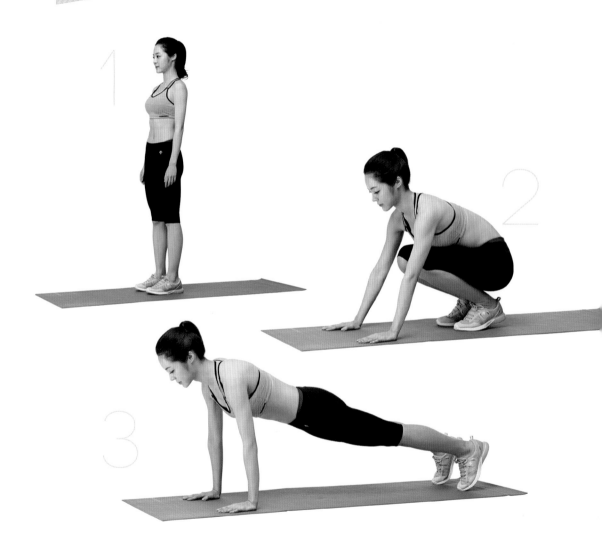

1　双腿并拢，站立。

2　俯身下蹲，双手撑地，间距比肩略宽。

3　将身体的重心移向双臂，双腿向后跳跃伸直。

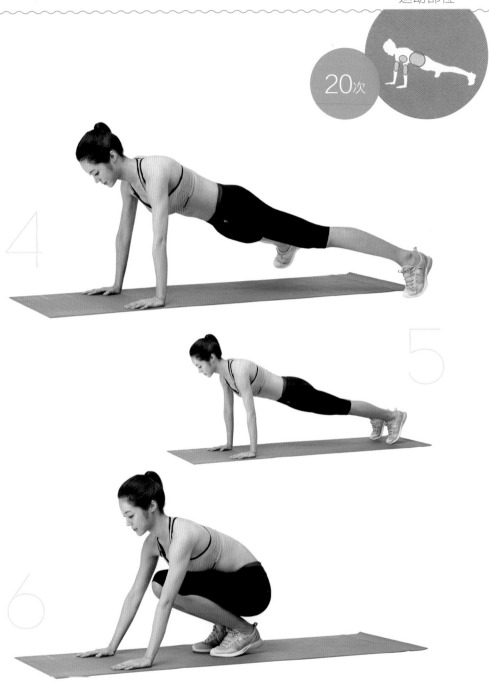

20次

4 双腿向两侧跳跃打开。

5 迅速并拢双腿，呈俯撑的姿势。

6 将双腿快速向腹部收回，起身还原至图 1 的姿势，重复这个动作。

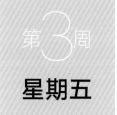

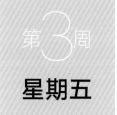

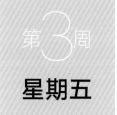

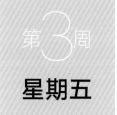

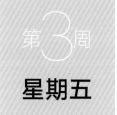

第3周
星期五

俯卧支撑转体

该动作是单臂支撑上身并转体的复合动作，不仅可以锻炼上身的肌肉，还能让胸部肌肉更富有弹性。

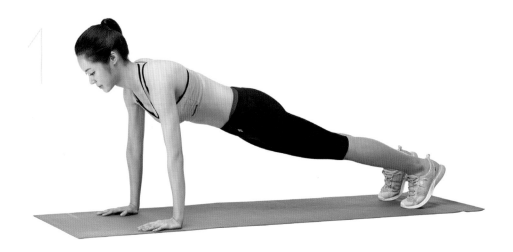

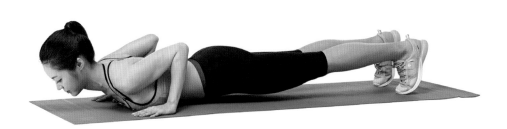

1 双手支撑在瑜伽垫上，间距比肩略宽。

2 手肘弯曲，将身体完全贴在瑜伽垫上。

20次

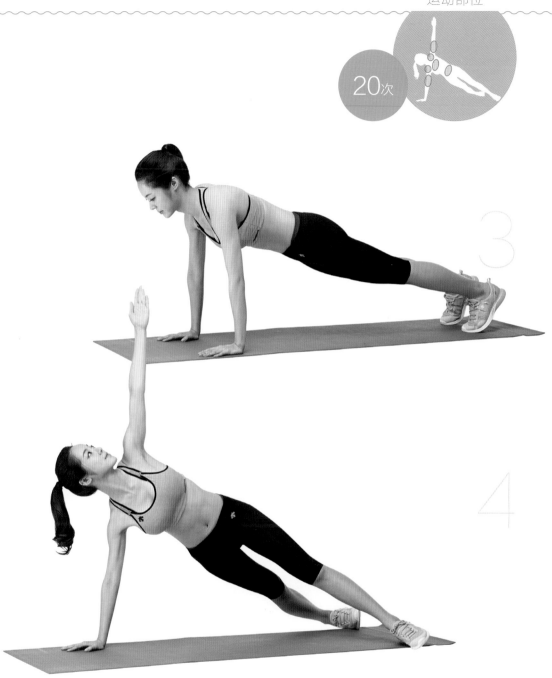

3

4

3　双臂挺直，回到俯撑的姿势。

4　右臂伸直，左臂、骨盆以及腿部一起发力
转体，同时左臂展开伸直，身体呈T字形。
视线跟随左臂移动。然后放下左臂，还原
至图1的姿势，重复这个动作。两侧交替
转体。

波比跳

持续进行站立、下蹲、俯身和俯卧撑的动作，对于打造富有弹性的胸部非常有效。快速重复这个动作，可以给胸部、双臂和肩膀的肌肉带来爆发性的刺激，让上身变得更加苗条。

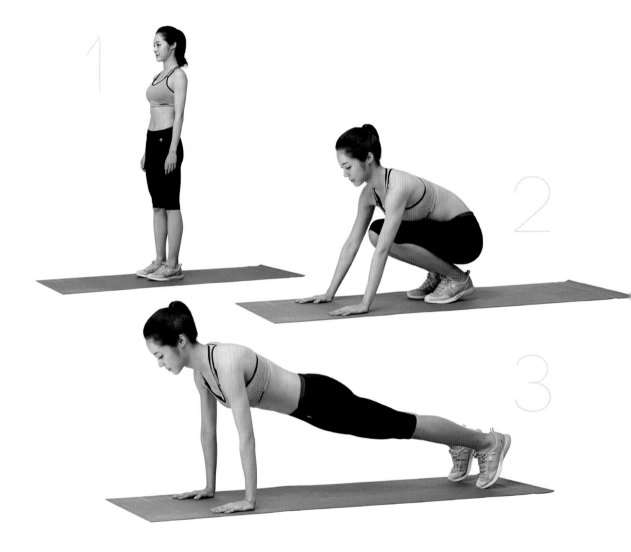

1 双腿并拢，站立。

2 俯身下蹲，双手撑地，与肩同宽。

3 将身体的重心移向双臂，双腿向后跳跃伸直，呈俯撑的姿势。

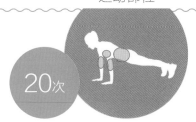

20次

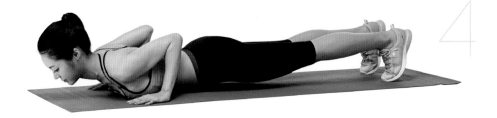

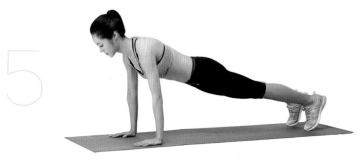

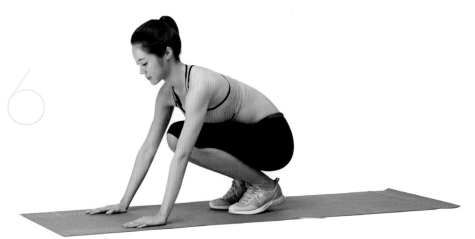

4　手肘弯曲，将身体贴近地面。

5　双手快速撑起上半身，重新回到俯撑的姿势。

6　双腿快速向腹部收回，还原至图 1 的姿势，重复这个动作。

小哑铃火箭推

先深蹲再推举哑铃，相比于站立推举哑铃，该动作可以给全身肌肉带来更大的刺激，让上身保持匀称，消除赘肉。

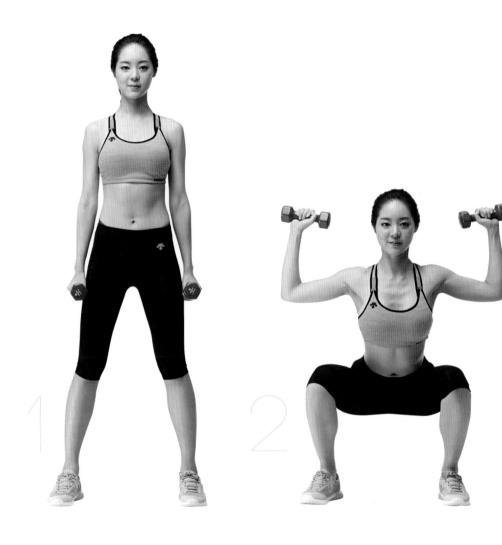

1 双手握住哑铃,双腿分开,间距比肩略宽。

2 双肘弯曲,将小哑铃举至双耳边。屈膝,臀部慢慢下蹲,蹲至大腿与地面平行。

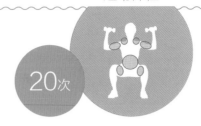

20次

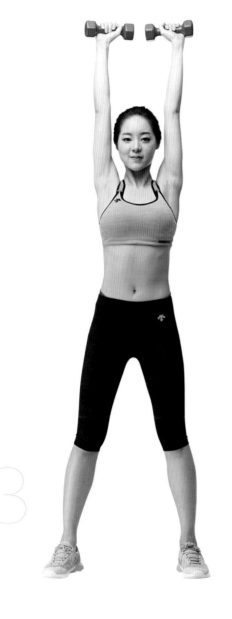

3

重 点 ////

蹲下的时候挺直腰背，保持膝盖不超过脚尖的姿势。

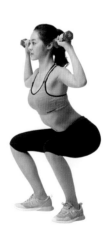

3 臀部发力站起，同时用蹲起的惯性将小哑铃带起，双臂向上
伸直，然后放下双臂，还原至图 1 的姿势，重复这个动作。

原地爬行转体

该动作是原地爬行、伸展双臂并转体的组合动作，可以更加有效地锻炼左右不均衡的上身肌肉，让胸部的曲线更加突出。

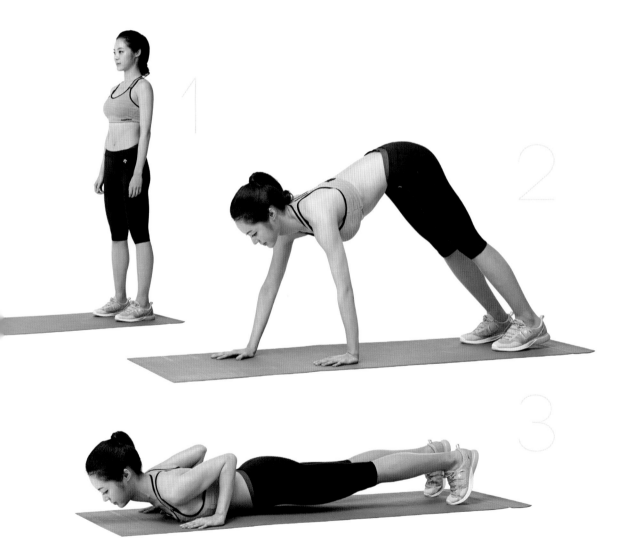

1 双脚分开，与肩同宽。

2 躯干前倾，手臂支撑在瑜伽垫上，双手交替向前爬行，直至手肘与膝关节完全伸直。

3 身体呈一条直线，呈俯撑的姿势。手肘弯曲，将身体贴近地面，之后双臂挺直，回到俯撑的姿势。

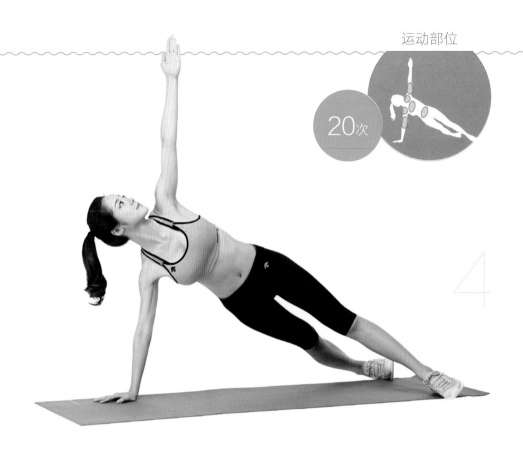

20次

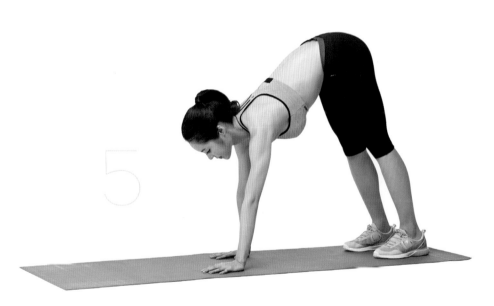

4 右臂伸直，左臂、骨盆以及腿部一起发力
转体，同时左手臂展开伸直，身体呈T字形。
还原至俯撑的姿势，做反方向转体。

5 双手回撤，还原起身，回到图1的姿势，
重复该动作。

原地爬行 + 支撑抬臀交替触脚

该动作可以使原本松垮的手臂肌肉更紧致，打造纤细的上身线条，强化胸部曲线。因为是用双臂支撑整个身体进行爬行运动，所以还可以锻炼手臂下方的肌肉。

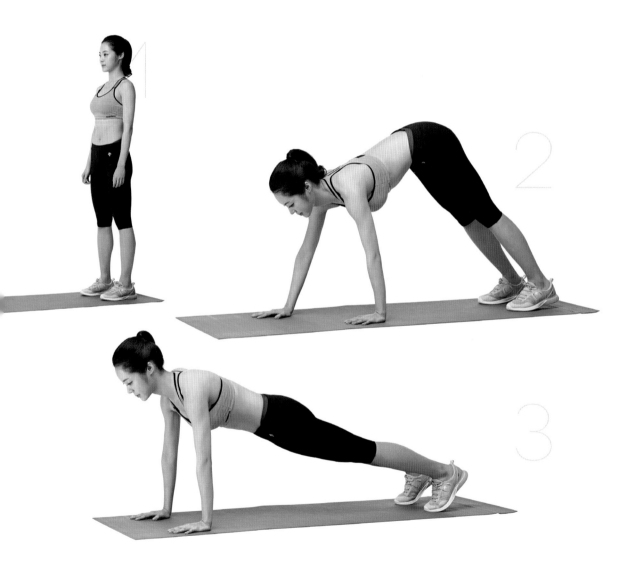

1 双脚分开，与肩同宽。
2 躯干前倾，手臂支撑在瑜伽垫上，身体呈倒 V 字形，手肘与膝关节伸直。

3 双脚保持不动，双手交替向前爬行，最后呈俯撑的姿势。

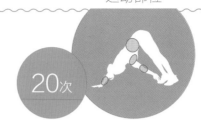

20次

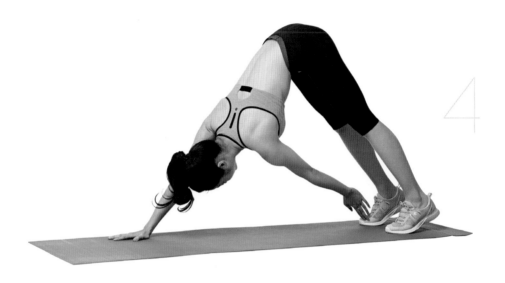

4

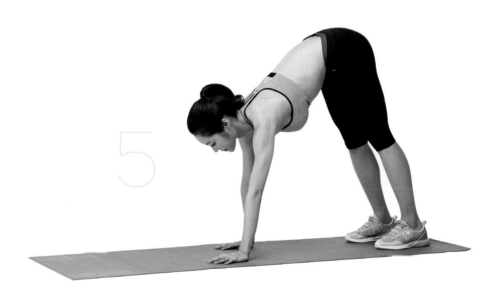

5

4 双臂挺直，将臀部顶起，用左手触摸右脚
脚尖。然后左手还原，回到俯撑的姿势，
再用同样的方法进行反方向的运动。

5 双手回撤，还原起身，回到图1的姿势，
重复这个动作。

第4周

星期五

俯卧支撑小哑铃划船

该动作有助于腰背部肌肉以及双臂肌肉变得紧致，同时平衡上身肌肉。需要将注意力集中在后背部肌肉，重复进行这个动作。

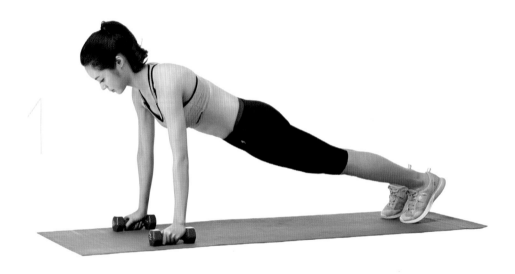

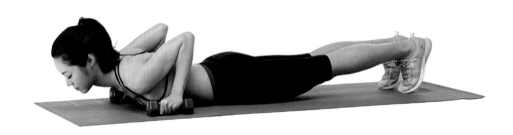

1 双手握住哑铃，撑在瑜伽垫上，间距比肩略宽，呈俯撑的姿势。

2 手肘弯曲，胸部完全贴在瑜伽垫上。

68

20次

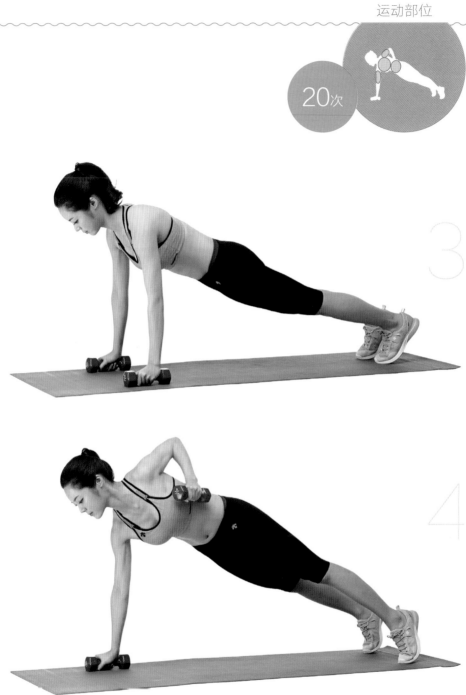

3 挺直双臂，重新回到俯撑的姿势。

4 左臂手肘弯曲，上拉哑铃至胸部的高度，保持 3 秒钟。然后缓慢地放下哑铃，回到图 1 的姿势，做反方向运动，重复这个动作。

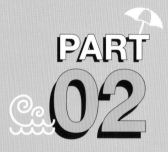

PART 02

打造光滑、紧实的腹部线条

腹部训练

光滑的腹部和纤细的腰部是最能凸显女性美的身体部位。

同时进行腰部和腹部运动，

会美化身体中心部位的线条，屏除赘肉。

腹部运动可强化核心肌群，

帮助身体保持平衡，

减重后也不容易反弹，

能持续拥有健康的身材。

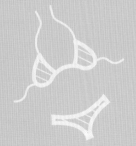

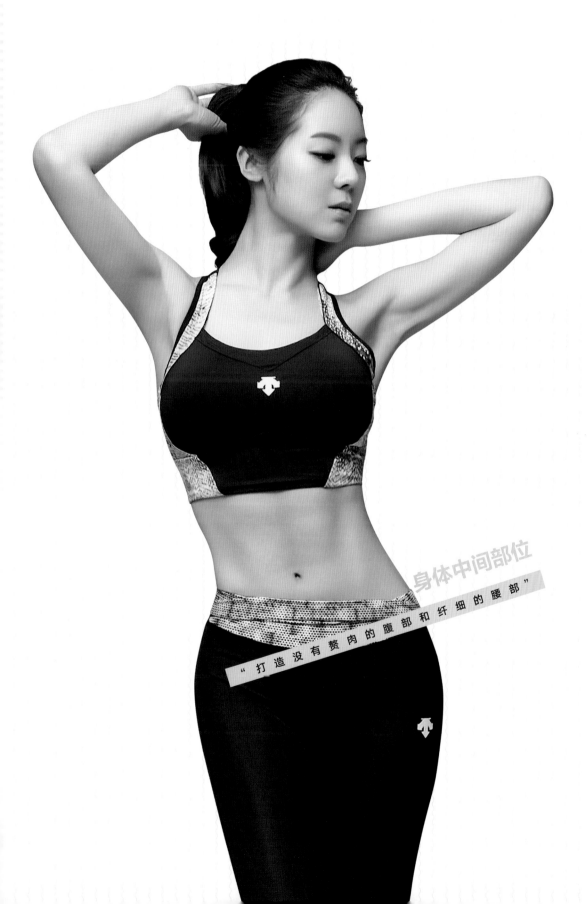

身体中间部位

"打造没有赘肉的腹部和纤细的腰部"

跟随全智贤打造光滑、平坦的腹部曲线

JUNJIHYUN'S MIDDLE LINE

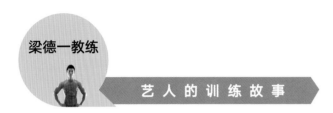

梁德一教练

艺人的训练故事

Q：刚开始运动的时候，全智贤的身材怎么样？

在2008年的时候，我曾和全智贤一起运动过。她其实已经拥有很出色的身形了，只要是女性都会羡慕她。她在此之前没有接受过专业训练，但是一直在坚持运动，因此并不需要全方位地纠正身体的线条。然而因为她的体力有点差，所以面对有氧运动和肌肉运动的时候会感觉吃力。她当时正准备拍摄一部动作片，需要强化核心肌群，因为要做好打戏中的动作，所有力量都来源于核心肌群。

Q：全智贤的训练目标是什么？

她希望达到的目标就是让自己看起来是"一个运动的人"，打造出充满力量的身材。所以，她首先要做的就是增强体力，增加肌肉含量。因为只有体力好才能坚持运动，而只有持续运动，才能打造出完美的身材。通过每天的体力锻炼，不断调整她的运动强度，她的基础体能才会有所提升。而且，重复进行核心肌群的锻炼，能使她拥有紧实的腹部，腰线更加优美，肌肉富有弹性。

Q : 全智贤的训练计划是什么？

在身材匀称的情况下，只强化肌肉反而会使身材不协调。所以，要优先锻炼身体的中心——核心肌群，同时去除身上不必要的脂肪，打造出更加紧实的腹部肌肉。

Q : 全智贤是如何训练的？

她在通宵拍戏缺少睡眠的情况下也会坚持运动，一直非常严格地要求自己，所以也一直保持着好身材。虽然很忙，但她总是充满活力，而且运动心态也非常积极。她经常说："我很享受运动。"这也是她坚持运动的秘诀。她一周进行3次肌肉锻炼，每次1.5小时，再进行1个小时的有氧运动。

Q : 全智贤的饮食计划是什么？

全智贤的厨艺很好，还喜欢和朋友在一起享受美食，所以她会更加严格地要求自己坚持"吃多少，动多少"的运动原则。因为喜欢吃东西，所以打造不易发胖的体质非常重要。因此，我们在做肌肉锻炼的时候，还制定了科学的食谱，主要摄入蛋白质、膳食纤维和维生素，并减少碳水化合物和脂肪的摄入。另外，不要想起来才吃饭，要规律地食用三餐。因为只有不让肚子感到过度饥饿，才能防止暴饮暴食，提高基础的新陈代谢，预防肌肉含量降低和循环系统功能下降。

　　她在刚开始运动的时候，由于体力太差，一个动作做20~30次就会觉得很困难。但是在坚持20天之后，就会发现没有那么累了，一个动作进行100次也可以，体能有了大幅度的提高。因为体力提升了，所以能够更加完美地完成所有的运动。结果就是减掉多余的脂肪，拥有形如11的腹肌。腹部的运动可以同时锻炼小腹、腰部、臀部的线条，打造出更加平坦、没有赘肉的腰部线条。

**全智贤的
紧致腹部
打造重点**

2

寻找让自己享受运动的方法

在忙碌的日常生活中，常运动的
人与不运动的人的差异在于意
志。保持积极的心态，愉快地进
行运动，只要坚持一段时间，就
可以打造光滑、紧实的腹部。

1

首先提高可以坚持运动的体力

拥有良好的体能，才能做比腹部
训练更难的锻炼；也只有拥有良
好的体能，才能持续运动。

3

制定科学食谱，养成"不易发胖的体质"

如果坚持按照增加肌肉含量、减
少空腹感的食谱进食，就会养成
不容易发胖的体质。持续运动，
并坚持以摄入蛋白质和膳食纤维
为主，少量摄入碳水化合物和
脂肪。

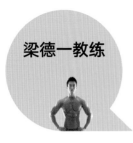

梁德一教练

1. 平板支撑提膝　　　（第 96 页）
每组12次，共3组，10秒休息

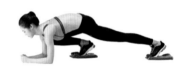

4. 小哑铃硬拉　　　（第 112 页）
每组12次，共3组，10秒休息

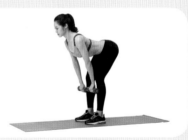

5. 支撑抬臀　　　（第 90 页）
每组12次，共3组，10秒休息

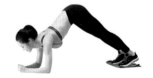

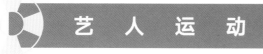
2. 俯卧对角伸展　（第 94 页）
每组12次，共3组，10秒休息
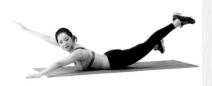

3. 小哑铃俄罗斯转体（第 116 页）
每组12次，共3组，10秒休息
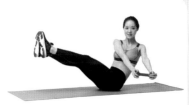

6. 平板支撑转体　（第 98 页）
每组12次，共3组，1分钟休息
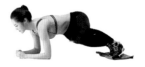

第1周

星期一

仰卧交替摸脚

这是一项可以刺激整个腹部的运动。用腹部的力量带动上身，保持腹部肌肉的紧绷感，才能有效去除赘肉。

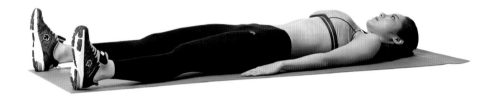

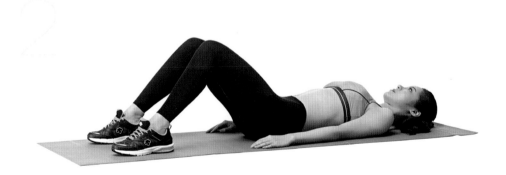

1 平躺在瑜伽垫上，双腿分开，与肩同宽，双手贴在地上。

2 膝盖弯曲，脚掌踏实地面，腰部贴地，腹部保持紧绷感。

78

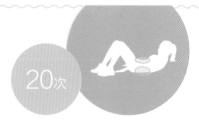
运动部位

20次

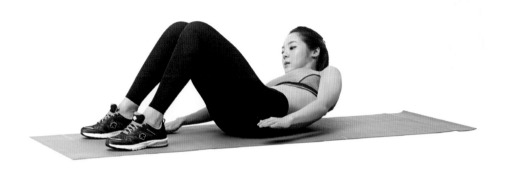

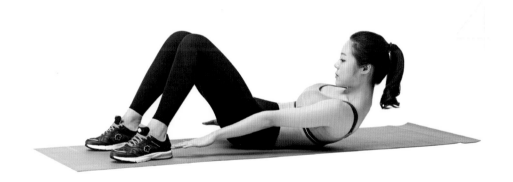

3 轻轻抬起上半身，用右手去触碰右脚跟。　　4 接着用左手触碰左脚跟。

小燕飞

这项运动可以刺激肩膀、背部、腰部以及臀部的肌肉。身体用力后倾，刺激腹部和腰部的后侧肌肉，使其充满弹性，减少赘肉。

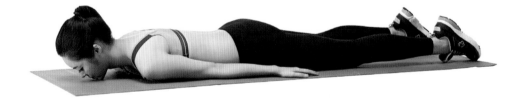

1 俯卧于瑜伽垫上，双脚分开，与肩同宽，掌心朝下。

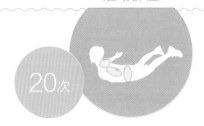

20次

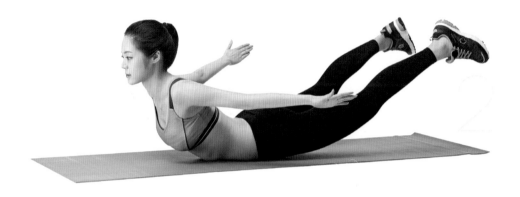

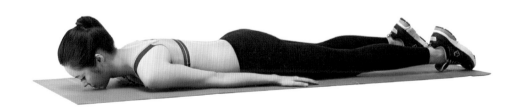

2　腰部和臀部用力，上身和腿最大限度地抬　　3　缓慢还原至图 1 的姿势，重复这个动作。
　　起，坚持 1 分钟。此时拇指指向天空。

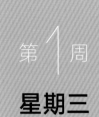
直腿反向卷腹

抬腿运动，可以让小腹紧实，大腿变得更加修长。双脚之间
夹住靠垫，能更加有效地刺激肌肉。

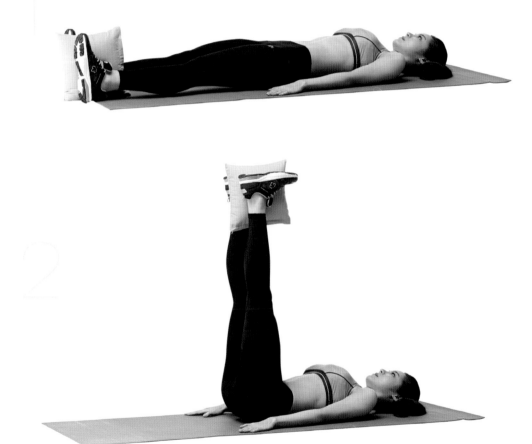

1 身体平躺在瑜伽垫上，双脚夹住靠垫。

2 腰部用力，双腿抬起直至与地面垂直。双
腿要绷直。

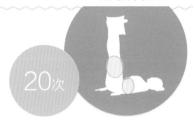

20次

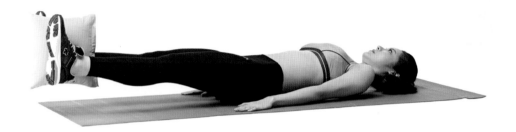

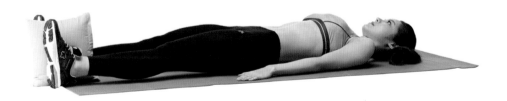

3 将双腿慢慢地放下,贴地之前停顿3秒钟。　　4 放下双腿,回到图1的姿势,重复这个动作。

星期四

平板支撑

这个动作侧重于锻炼身体的核心肌群。对于强化腹部、培养核心肌肉力量、打造紧实的腹部非常有效果。

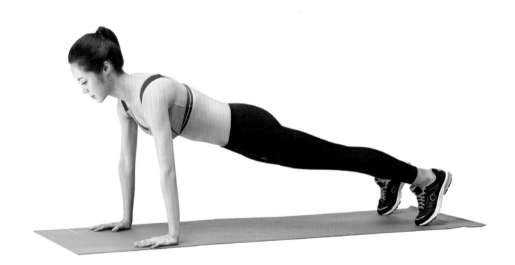

1 双手和脚尖撑地，双脚打开，与肩同宽，呈俯撑的姿势。

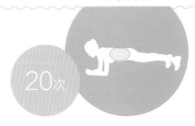

20次

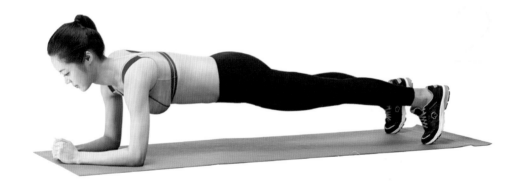

2 手肘弯曲，轻轻握住双手，从头到脚呈一条直线。腹部和
　腰部用力，坚持 1 分钟。

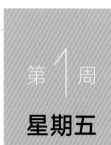

仰卧开合腿

这项运动可以集中锻炼下腹部肌肉，重复练习，可以打造出
紧实的腹部线条和纤细的腰部线条。

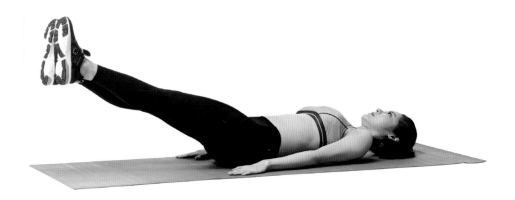

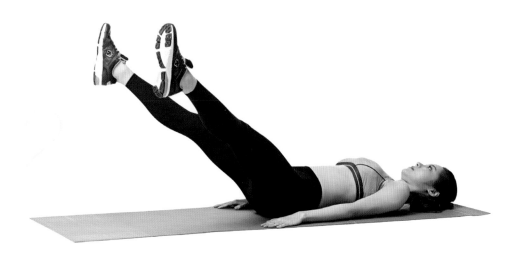

1 平躺在瑜伽垫上，手心向下。腹部发力，
  抬起双腿，和地面呈 45°。

2 双腿最大限度地打开。

20次

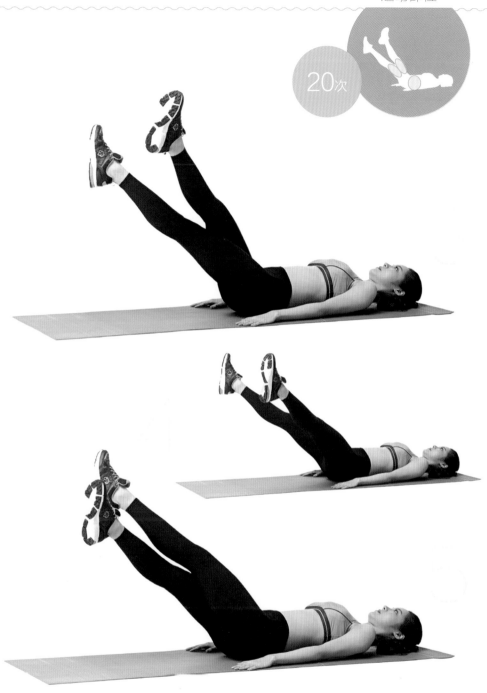

3 双腿内侧发力夹腿，交叉，将右腿放在左腿上面。

4 再次将双腿最大限度地打开。

5 再次夹腿，交叉，左腿放在右腿上。然后分开双腿，慢慢放下，回到图1的姿势，重复这个动作。

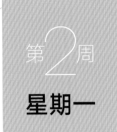
平板支撑转胯

该动作可以刺激骨盆周围的核心肌群以及身体中间大多数部位，还可以更好地打造紧实的腹部，有效刺激上腹部肌肉。

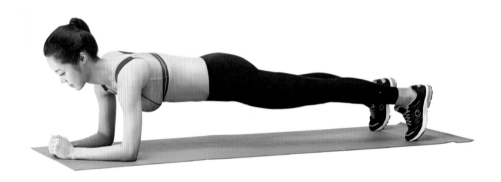

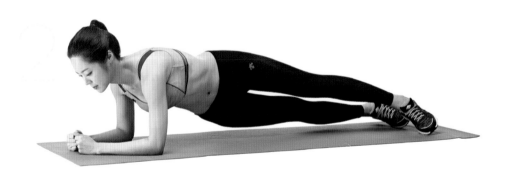

1 肘部支撑在瑜伽垫上，踮起脚尖，双脚分开，与肩同宽。从头到脚呈一条直线。

2 腹部、腰部和臀部同时用力，向右转动胯部，停止 3 秒不动。

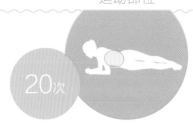

20次

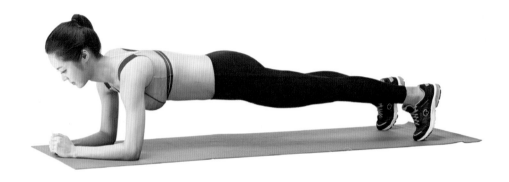

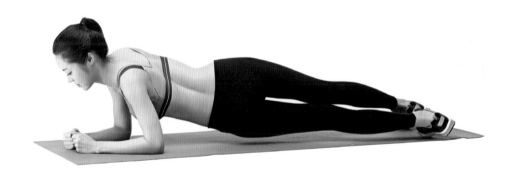

3 缓慢还原至图 1 的姿势。

4 向左转动胯部，停止 3 秒不动。还原至图 1 的姿势，重复这个动作。

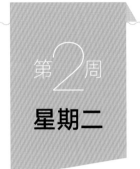

第2周

星期二

支撑抬臀

这项运动可以强烈刺激下腹部肌肉，去除小腹的赘肉。其重点是用腹部发力，而不是肩部和双臂，从而打造出紧实的腹部。

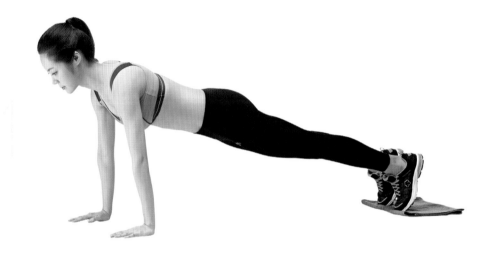

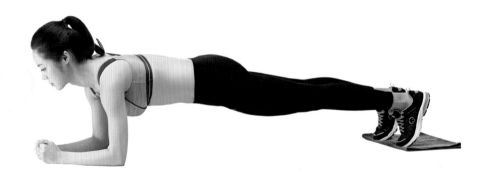

1　身体呈俯撑的姿势，脚尖踩住毛巾，双臂张开，与肩同宽。

2　手肘弯曲，双手轻轻握住，腰部和腹部发力，从头到脚呈一条直线。

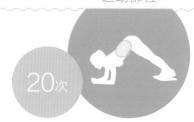

运动部位

20次

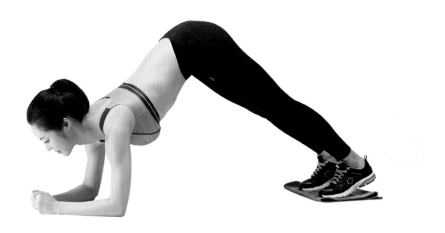

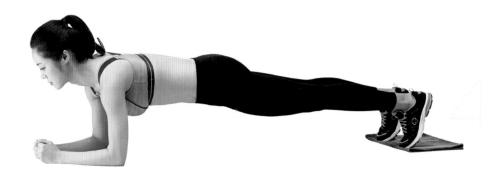

3 伸直双腿，腹部发力，将双脚向上肢方向
拉起，顶起臀部至最高位置，坚持 3 秒钟。

4 慢慢地把双脚向后推回去，还原至图 2 的
姿势，重复这个动作。

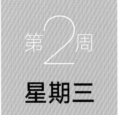
侧支撑抬臀

这个动作可以让上腹部肌肉充满弹性，平衡左右骨盆，由此打造出紧实、光滑的腰部线条。

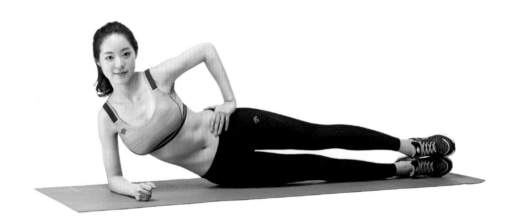

1 侧卧，右手肘支撑在瑜伽垫上，左手放在骨盆处，双腿伸直。

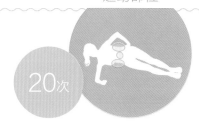

20次

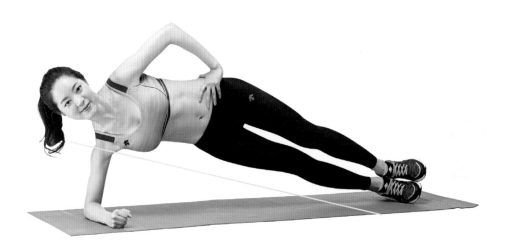

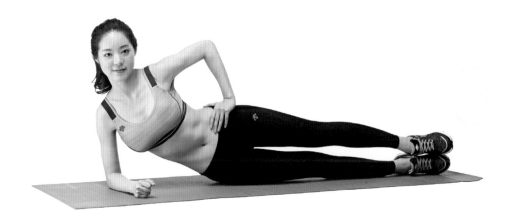

2 腰部、腹部、臀部用力，抬高臀部，从头
到脚呈一条直线，坚持3秒钟。

3 慢慢地放下臀部，还原至图1的姿势，重
复这个动作。注意要变换方向。

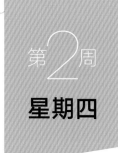

俯卧对角伸展

该动作可以刺激背部、腰部、臀部的肌肉，让后背看起来更加紧致。挺直上身，伸展双臂锻炼腹部肌肉的同时，还可以打造出紧实的核心肌群和腰部肌肉。

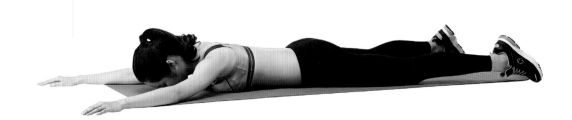

1 趴在瑜伽垫上，双臂和双脚分开，间距比肩略宽。

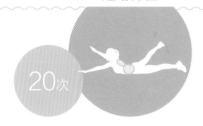

20次

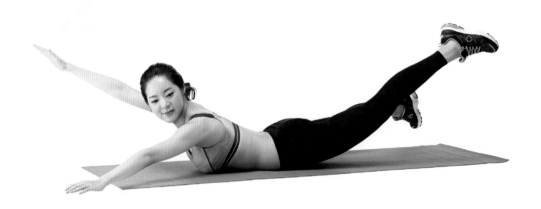

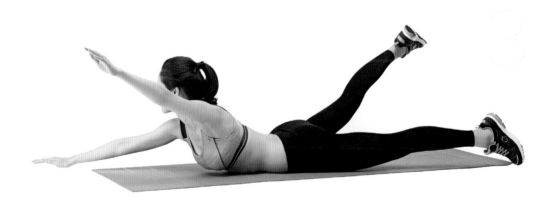

2 腰部、腹部和臀部发力，将右臂和左腿最大限度地缓慢抬起，同时左臂和右腿微微离开地面。

3 反方向运动，将左臂和右腿最大限度地缓慢抬起。在运动过程中，不要让双臂和脚尖碰到地面。重复这个动作。

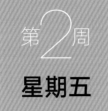

平板支撑提膝

该动作需要腹部发力，将双腿拉近，由此给腹部肌肉带来强烈的刺激。通过收缩腹部肌肉，塑造有魅力的腹肌。

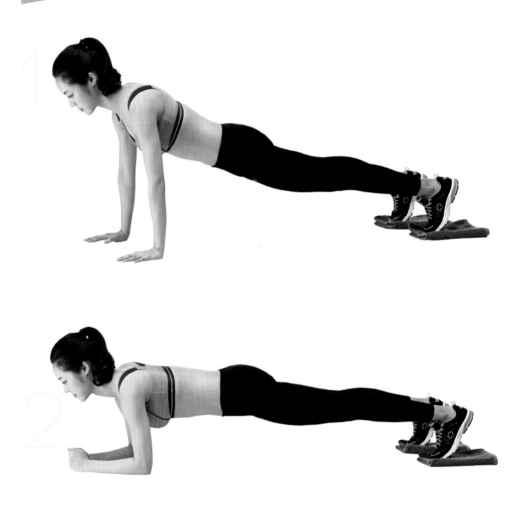

1　双手撑地，两个脚尖各踩一条毛巾。双臂和双脚分开，与肩同宽。

2　手肘弯曲支撑身体，双手轻轻握住，从头到脚呈一条直线。

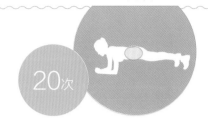

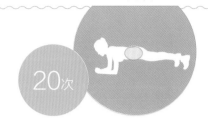

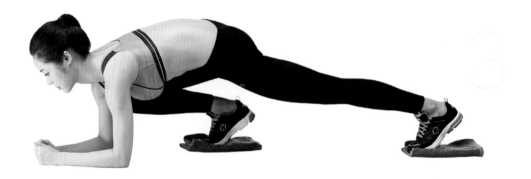

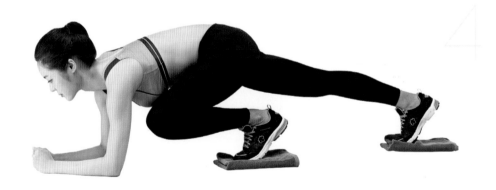

3 双臂、腰部、腹部和臀部发力,将右侧膝盖最大限度地靠近胸部,然后回到原位。

4 再将左侧膝盖最大限度地靠近胸部,然后回到原位。重复这个动作。

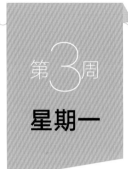
平板支撑转体

该动作能收紧腹部，并刺激侧腰肌肉，通过扭动身体去除侧腰赘肉。

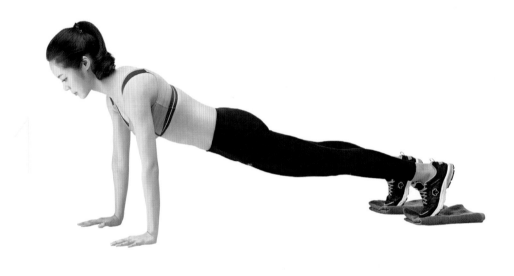

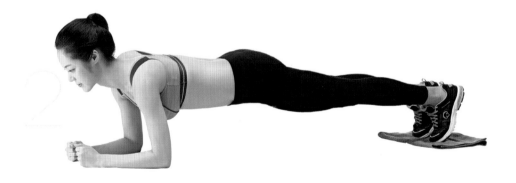

1 双手撑地，两个脚尖各踩一条毛巾。双臂和双脚分开，与肩同宽。

2 手肘弯曲支撑身体，双手轻轻握住，从头到脚呈一条直线。

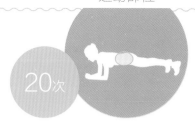

20次

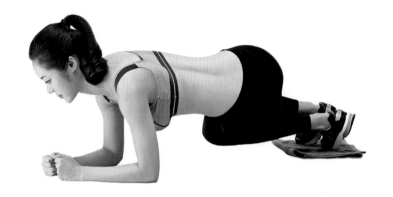

3

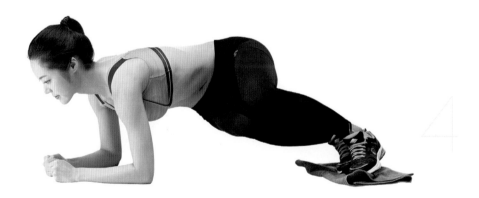

4

3 并拢双腿，将两个膝盖最大限度地向胸部右侧靠近，骨盆向左倾斜。

4 伸直双腿，还原至图2的姿势，再将两个膝盖最大限度地靠近胸部左侧，骨盆向右倾斜。重复这个动作。

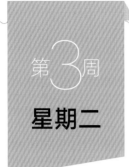

触腿两头起

同时抬起上身和下身，收缩上腹部和下腹部肌肉，燃烧脂肪。由此可以锻炼腹部的肌肉，在短时间内即可打造富有弹性的腹部。

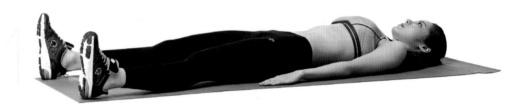

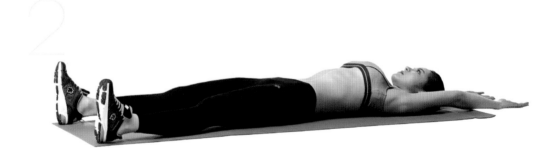

1 平躺在瑜伽垫上，双腿分开，与肩同宽， 2 将双臂伸直，举过头顶。
  掌心向下。

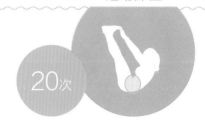

20次

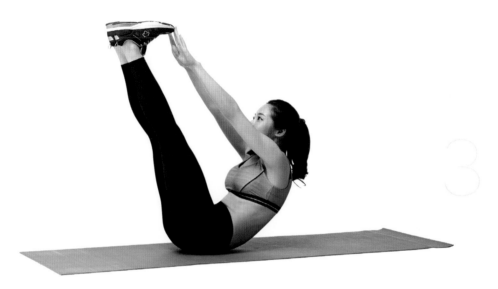

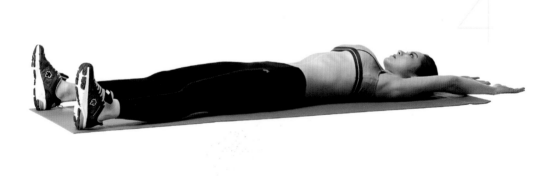

3 腹部发力，同时抬起上身和双腿，用手指
   尖触碰脚尖。

4 上身和双腿缓慢下落，还原至图2的姿势，
   重复这个动作。

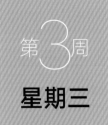

仰卧起立

看起来是需要借助靠垫进行的简单动作，但其实需要耗费很多力气。这项运动对于增强腹部力量和燃烧脂肪的帮助很大。

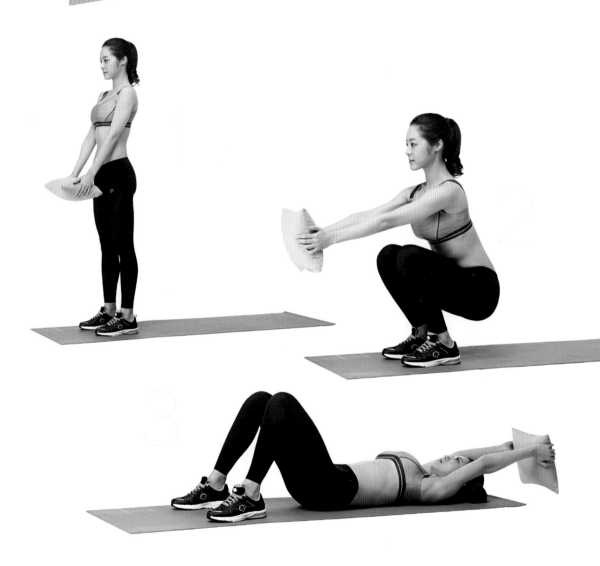

1 双脚分开，与肩同宽，双手拿起靠垫。

2 双臂前平举，屈膝而坐。

3 双臂伸直，将靠垫举过头顶，身体后仰，躺在瑜伽垫上。

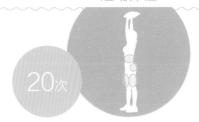

运动部位

20次

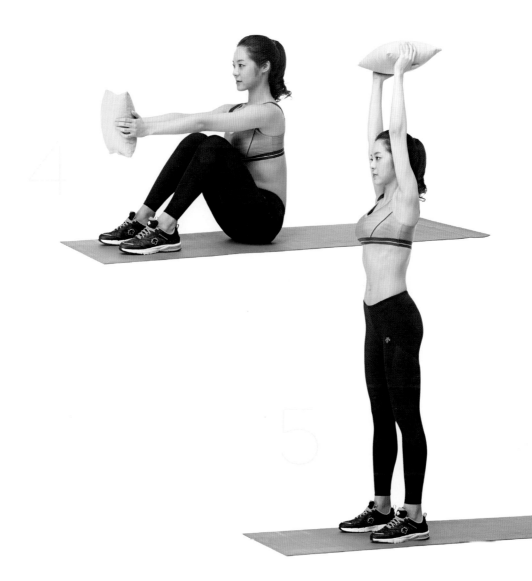

4　脚掌踏实地面，腹部发力将上身挺起。双　　5　站立起来，同时双臂向上伸展，高举靠垫。
　　臂重新将靠垫举至胸前。　　　　　　　　　　　放下双臂还原至图1的姿势，重复这个动作。

103

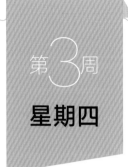

毛巾代替健腹轮

该动作是用腹部和腰部的力量推拉毛巾，由此打造出紧实的腹部肌肉和强有力的腰部肌肉。如果想要更好地锻炼腹部肌肉，就要保持正确的姿势，这样才能刺激核心肌群，从而加强上腹部曲线。

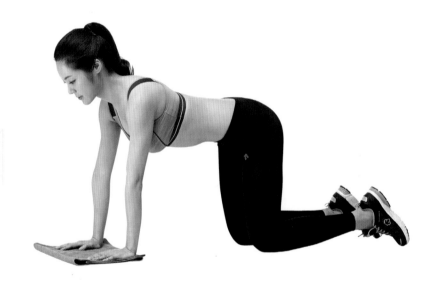

1 双手和膝盖着地，双臂张开，与肩同宽，手掌放在毛巾上。

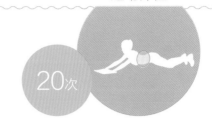

20次

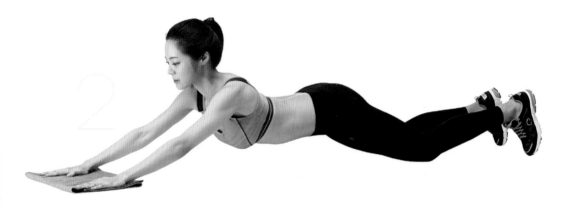

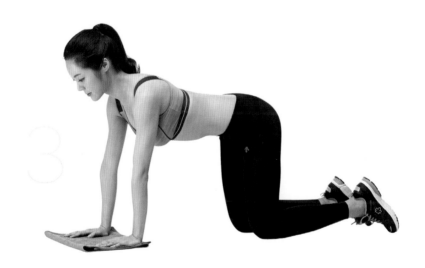

2 腹部和腰部发力，双臂慢慢地向前推，直至胸部触地，保持 3 秒不动。

3 再将毛巾慢慢地收回，还原至图 1 的姿势，重复这个动作。

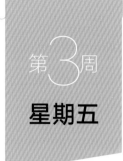
俯卧撑收腹提膝

该动作是，做俯卧撑的同时将腿最大限度地靠近胸部，以此来刺激全身的肌肉。最大限度地收缩腹肌，可以打造紧实的腹部。

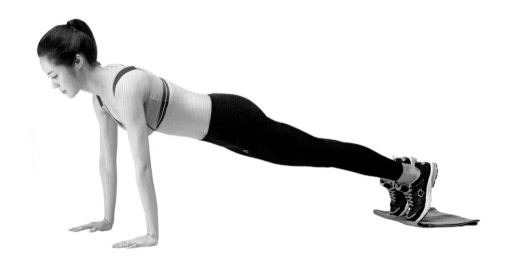

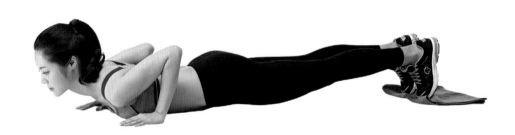

1 双手撑地，双臂分开，与肩同宽，脚尖踩　　**2** 手肘弯曲，身体贴在地上。
　住毛巾，呈俯撑的姿势。

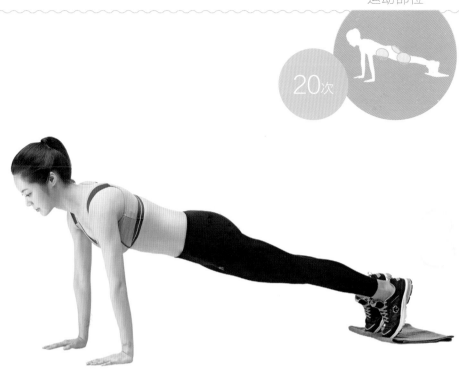

20次

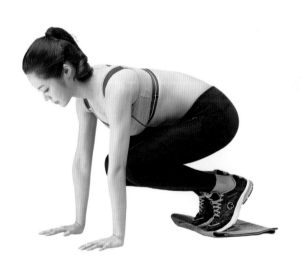

3 伸直双臂，向上推起身体，重新回到俯撑的姿势。

4 腹部用力，脚尖向前，膝盖最大限度地靠近胸部。再伸直双腿，重复这个动作。

V 字形支撑交替对角伐木

像骑自行车一样轮换做腿部动作并旋转上身，燃烧上腹部脂肪，锻炼腰部肌肉，收紧腰腹曲线。

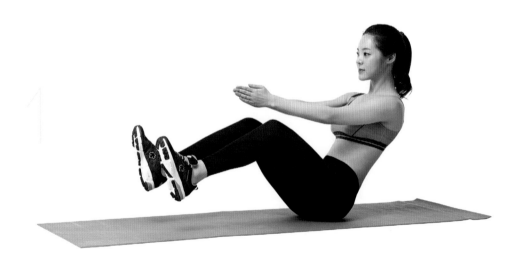

1　臀部坐在瑜伽垫上，屈膝，双臂向前伸展，手掌相对。上身后仰 45°左右，抬起双腿。

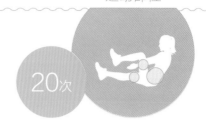

20次

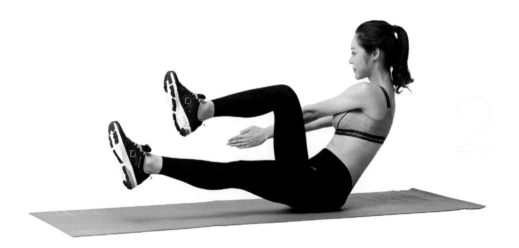

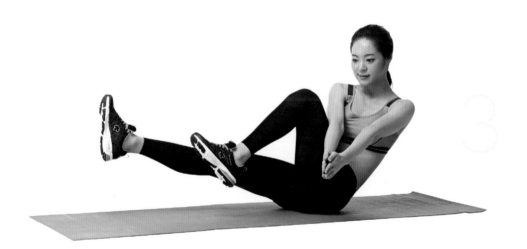

2 将上身向右转动，双手同时移向右侧。右侧膝盖最大限度地靠近胸部，同时伸直左腿。

3 将上身向左转动，双手同时移向左侧。左侧膝盖最大限度地靠近胸部，同时伸直右腿。注意不要让腿碰到地面。重复这个动作。

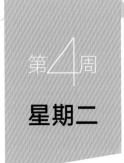

第4周

星期二

椅上 V 字形画圆

反复进行这项运动，可以更好地锻炼腹肌。由于只依靠腹部的力量进行运动，因此可以让小腹变得更加平坦。

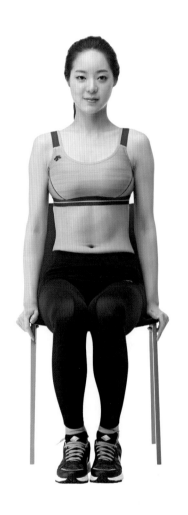

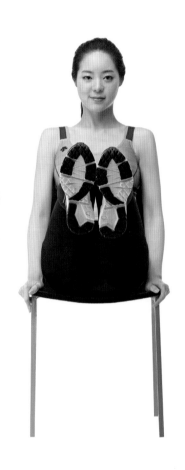

1 挺直腰背，坐在椅子的前半部分，两手抓住椅子两边。

2 上身稍微向后倾斜，抬起双脚，举至胸前。

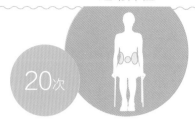

20次

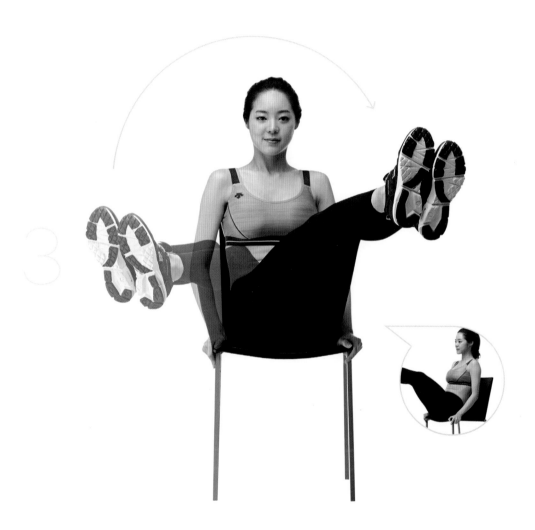

3 腹部和腰部发力，向左侧画圆。然后回到图 2 的姿势，
再向反方向画圆。重复这个动作。

小哑铃硬拉

该动作通过刺激腰部肌肉和臀部肌肉来打造苗条的身形，可以有效地去除腰后赘肉。

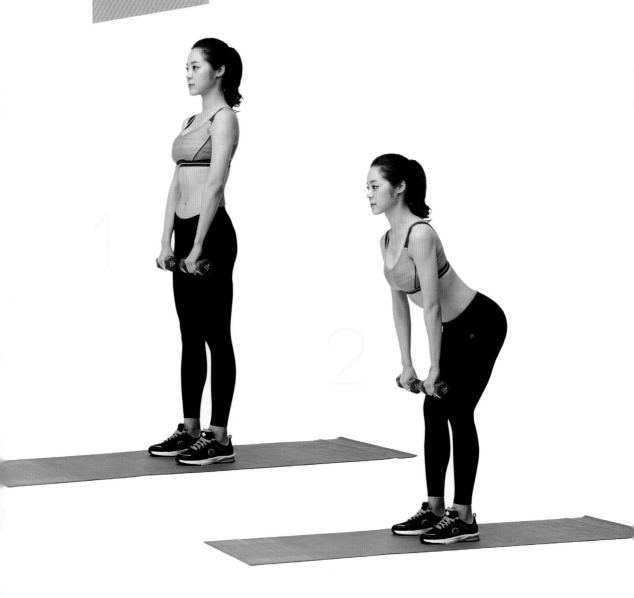

1 双手握住哑铃，双脚分开，与肩同宽，双臂置于大腿前侧。

2 腹部和腰部发力，屈膝，压低上身。

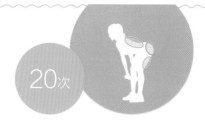

20次

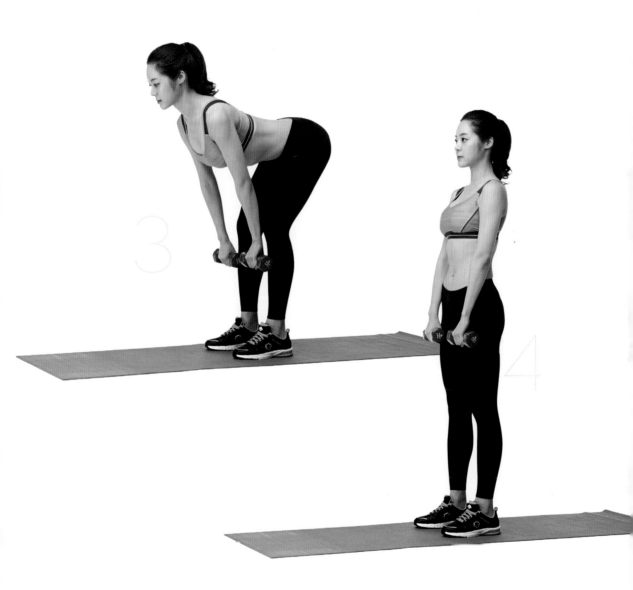

3　上身压低至与地面平行，坚持 3 秒钟。　　4　腹部和腰部发力，慢慢地抬起上身，还原
　　　　　　　　　　　　　　　　　　　　　　　　 至图 1 的姿势。重复这个动作。

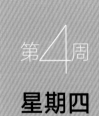

原地爬行 + 俯身膝肘触碰

这是一项针对肩膀、背部、双臂、腹部和腰部肌肉的复合运动，可以全面地锻炼身体各个部位，打造出苗条又富有弹性的腰腹部曲线。

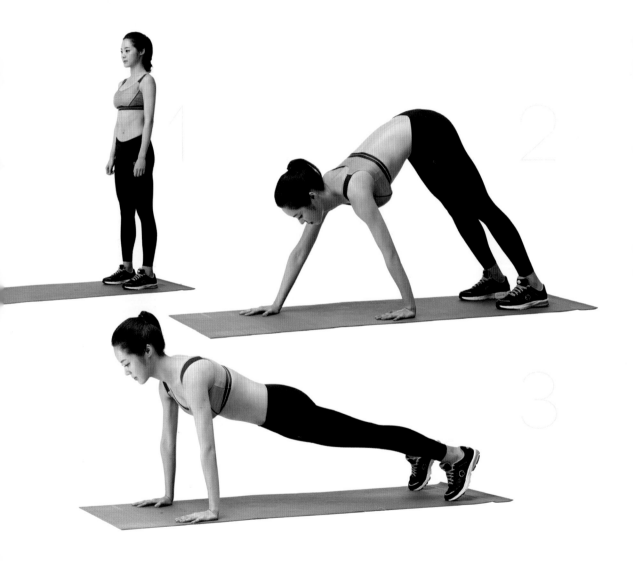

1 双脚分开，与肩同宽。

2 躯干前倾，手臂支撑在瑜伽垫上。双脚保持不动，双手交替向前爬行。

3 直至躯干和地面平行，呈俯撑的姿势。

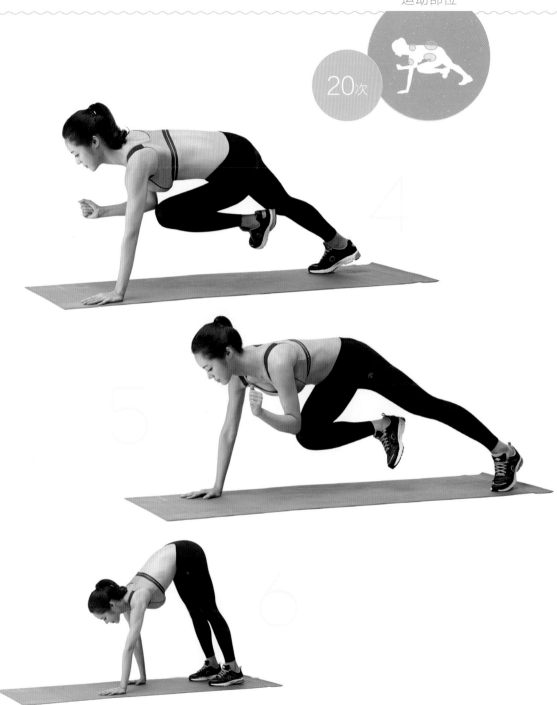

20次

4 左侧膝盖向前抬起，用右臂手肘触碰膝盖。

5 换反方向运动，将右侧膝盖向前抬起，用
左臂手肘触碰膝盖。

6 回到俯撑的姿势，再还原起身，回到图1
的姿势，重复这个动作。

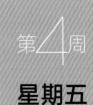

小哑铃俄罗斯转体

腿在离开地面的状态下，不断地进行转体运动，会强烈刺激腹部肌肉，消除赘肉；还有助于收缩腰线，打造凹凸有致的腰部线条。

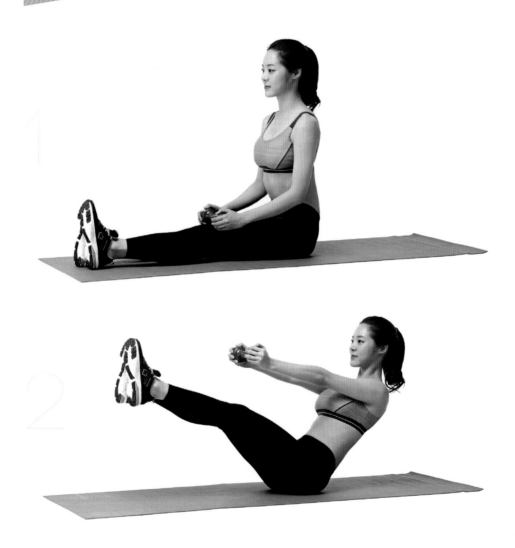

1 坐在瑜伽垫上，双腿并拢，向前伸展。双手横握哑铃，置于膝盖上方。

2 将双臂伸直并向前抬起，上身后仰，和地面呈 45°，双腿抬起，膝盖微微弯曲。

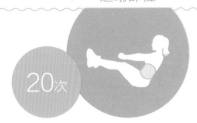

20次

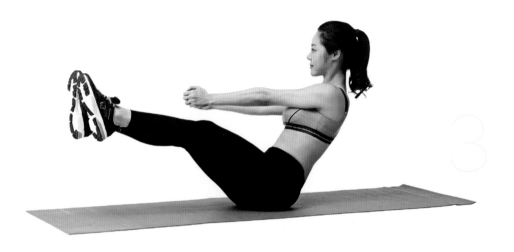

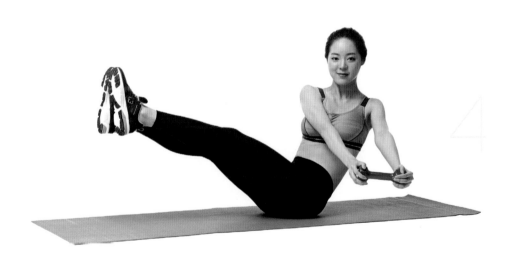

3 腹部和腰部发力，将小哑铃向身体右侧移动，坚持 3 秒钟。

4 身体转正，再向左侧扭转，坚持 3 秒钟。重复这个动作。

PART
03

打造心形臀部和修长的大腿肌肉

下肢训练

最理想的比基尼身材少不了完美的腰臀比，
这将决定身体线条是否流畅。
如果想要拥有S形曲线，还想拥有笔直的双腿，
那么就需要同时进行增加肌肉弹性和曲线的运动。
下肢训练不仅包括臀部和大腿，还包括腹部和侧腰，
也就是针对腰部到腿部肌肉的综合锻炼，
由此打造出更加丰满的曲线和紧致的下半身。

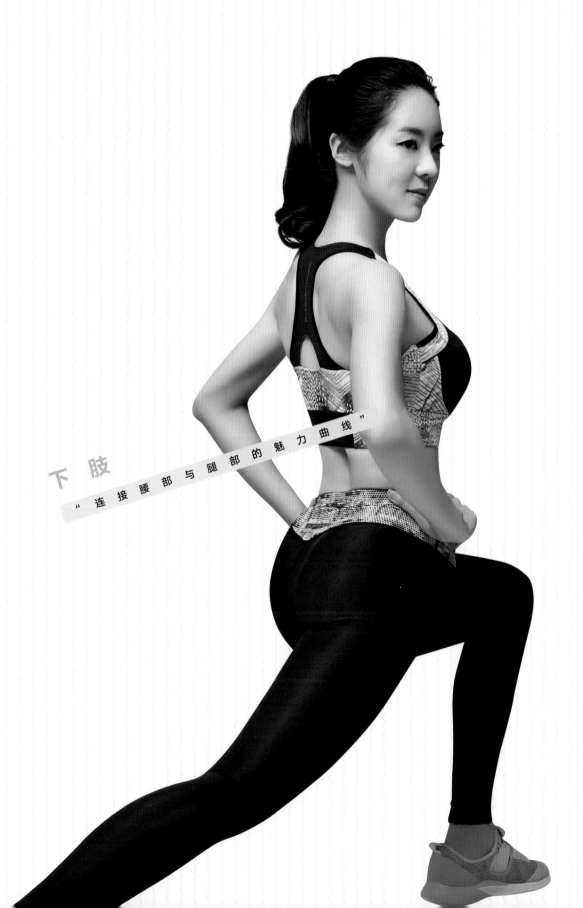

下 肢
"连接腰部与腿部的魅力曲线"

打造全智贤的黄金胯部线条和金宥真的弹力蜜腿

JUNJIHYUN&U-IE'S LOWER LINE

梁德一教练

艺 人 的 训 练 故 事

Q：刚开始运动的时候，两位艺人的身材怎么样？

J 全智贤拥有让人羡慕的身材。修长的四肢、平滑的腹部以及腰部线条都是女性们想要拥有的。但是相对来说，臀部曲线不够突出，所以需要锻炼腰后侧肌肉，让腰部的线条更加紧致。

U 金宥真在一开始训练的时候，已经拥有数一数二的魅力大腿了，但是希望能再瘦一点。她需要增加肌肉弹性，去除大腿内侧不必要的脂肪，塑造纤细的腿部线条。

Q：两位艺人的训练目标是什么？

J 在2012年上映的电影《盗贼同盟》中，全智贤需要身着黑色的紧身裤，因此需要调整腰部和臀部的比例，打造出梦幻般的心形臀部。更重要的是，她要能够完美地驾驭紧身裤。

U 金宥真的训练目标是拥有一双苗条且结实的美腿，因此一直试图从健美的体态向更加成熟的女性化体态过渡。她想要的不是竹竿身材，而是让人羡慕的蜜腿。

Q ： 两位艺人的训练计划是什么？

J 全智贤的训练计划是集中锻炼臀部肌肉，并且通过刺激大腿和腹部的运动来增强黄金胯部线条。

U 因为金宥真想要苗条且结实的大腿，所以训练计划以燃脂和增肌为主，并且重复拉伸大腿肌肉，让大腿看上去更修长。

Q ： 两位艺人是如何训练的？

J 正确的运动姿势很重要，选择适合自己的运动方式也很重要，适当的运动频次和时长同样重要，而最重要的是要有规律地运动。全智贤表示，如果没有特殊的工作安排，每天早上都会运动。每周3次，每次有氧运动的时间是2小时。

U 对于金宥真而言，正确的运动姿势才能有效刺激肌肉。金宥真很清楚这一点，一直在严格执行。没有教练在场的时候，她会通过镜子确认姿势是否正确后再进行运动。虽然很麻烦，但是确实达到了想要的运动效果。

Q ： 锻炼结束后，两位艺人的身材发生了怎样的变化？

J 因为集中针对下肢进行训练，所以获得了很棒的锻炼效果，腰臀比例和曲线都很完美。通过减少脂肪和增加肌肉，塑造出了纤细的腰部和丰满的臀部。同时通过臀部锻炼，提高了臀线，使双腿看起来更加修长。

U 不仅去除了大腿内侧不必要的脂肪，同时锻炼出了肌肉，完成了"蜜腿"的打造。大腿运动与臀部运动密不可分，如果大腿线条变好，也会有提臀效果。按照大腿与臀部6:4的比例训练，就会拥有和金宥真一样富有弹性、紧实的下身曲线。

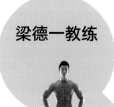

梁德一教练

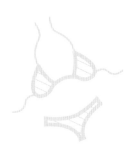

1. 仰卧屈腿臀桥　（第128页）

每组12次，共3组，10秒休息

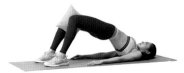

4. 椅上站姿直腿后踢腿（第132页）

每组12次，共3组，10秒休息

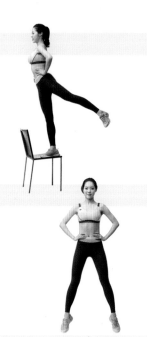

5. 进阶开合深蹲跳　（第164页）

每组12次，共3组，10秒休息

2. 侧卧抬腿 （第 136 页）
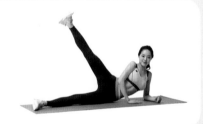

每组12次，共3组，10秒休息

3. 进阶臀桥 （第 134 页）
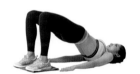

每组12次，共3组，10秒休息

6. 平板支撑开合跳 + 交替抬腿（第 144 页）
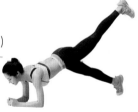

每组12次，共3组，1分钟休息

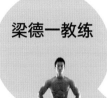

梁德一教练

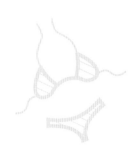

1. 进阶向前交替箭步蹲（第 146 页）

每组12次，共3组，10秒休息

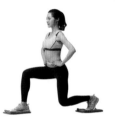

4. 椅上交叉步 （第 158 页）

每组12次，共3组，10秒休息

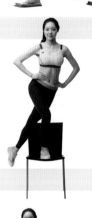

5. 大腿动态拉伸 （第 154 页）

每组12次，共3组，10秒休息

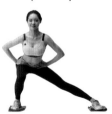

2. 屈腿单腿硬拉 （第140页）
每组12次，共3组，10秒休息

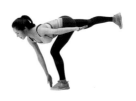

3. 椅上交替换腿 （第142页）
每组12次，共3组，10秒休息

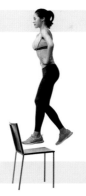

6. 侧滑深蹲 （第152页）
每组12次，共3组，1分钟休息

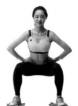

星期一

宽距深蹲

这个动作可以有效提臀，塑造魅力曲线；同时可以锻炼大腿、臀部以及核心肌群的力量，让下半身更加富有弹性。

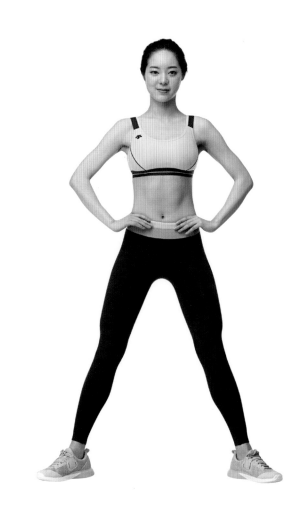

1 双脚分开，间距比肩膀略宽，双手叉腰，脚尖朝外。

运动部位

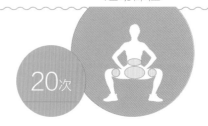

20次

重点 ////

下蹲时保持腰背挺直，膝盖不
要超过脚尖。

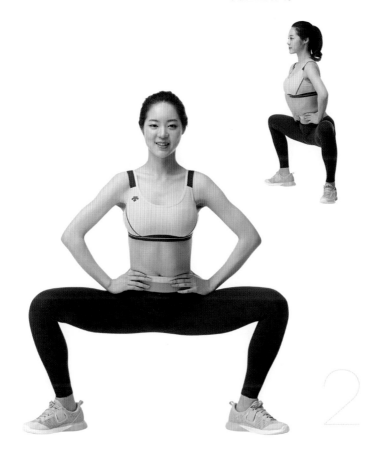

2

2 挺直腰背，屈膝下蹲，直至大腿与地面平行。膝盖不要内扣。
然后起身还原至图 1 的姿势，重复这个动作。

127

仰卧屈腿臀桥

该动作可以让臀部和大腿肌肉更加有弹性，且简单有效。特别是该动作可以刺激平时很难运动到的大腿内侧肌肉，使下身线条更紧实。

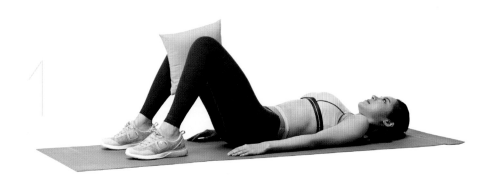

1 平躺在瑜伽垫上，屈膝，脚掌和手心贴地。膝盖夹住靠垫。

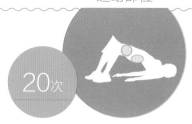

20次

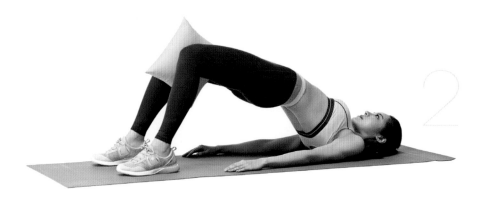

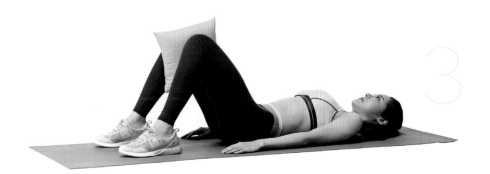

2 大腿内侧用力，最大限度地抬高臀部，坚持3秒钟。

3 臀部慢慢下落，还原至图1的姿势，重复这个动作。

星期三

椅上交替提膝

该动作可以集中刺激到臀部和大腿肌肉。提膝动作可以同时锻炼腹部和臀部的肌肉，让臀部到大腿的线条更加流畅。

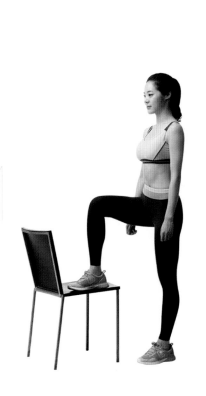
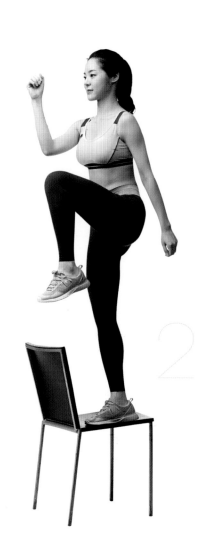

1 双脚分开，与肩同宽，右脚踩在椅子上，双臂垂在两侧。

2 右腿发力，站到椅子上，同时左膝最大限度地向右臂的方向抬起。然后放下左腿，缓慢还原至图 1 的姿势。

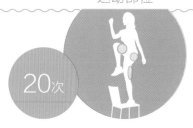

20次

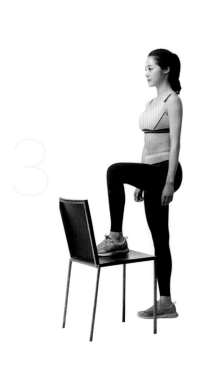

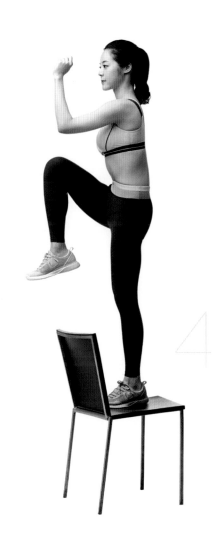

3　左脚踩在椅子上。

4　左腿发力，站到椅子上，同时右膝最大限度地向左臂的方向抬起。然后放下右腿，缓慢还原至图 1 的姿势。重复这个动作。

椅上站姿直腿后踢腿

向后伸展腿部的运动，对于臀部锻炼很有效果。因为要站在
椅子上保持重心，所以可以提高整个下半身的均衡感。

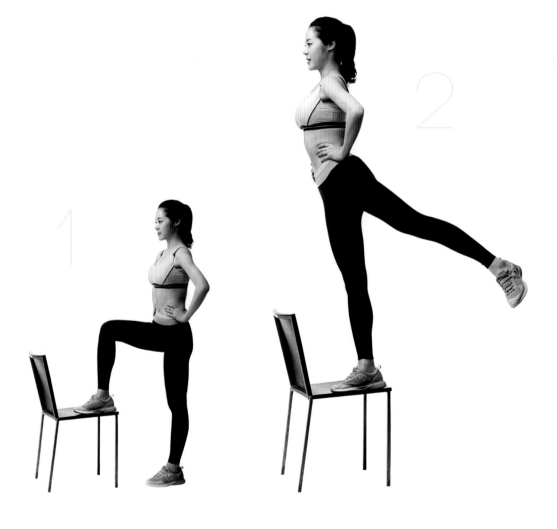

1 双脚分开，与肩同宽，双手叉腰，右脚踩　　2 右腿发力，站到椅子上，同时臀部发力，
  在椅子上。　　　　　　　　　　　　　　　　左腿用力向后伸展。然后放下左腿，还原
  　　　　　　　　　　　　　　　　　　　　　　至图 1 的姿势。

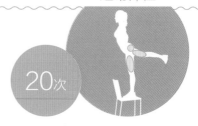

運動部位

20次

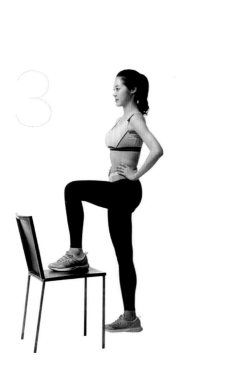

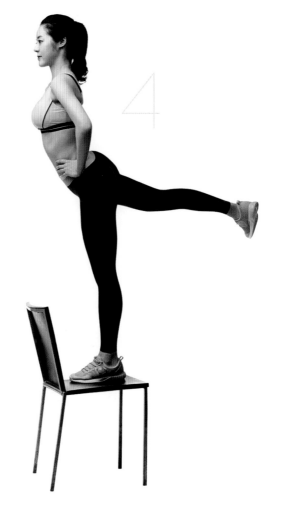

3　左脚踩在椅子上。

4　左腿发力，站到椅子上，同时臀部发力，
右腿用力向后伸展。然后放下右腿，还原
至图1的姿势。重复这个动作。

133

进阶臀桥

对于下肢肌肉较弱的人来说，这是一项必不可少的运动。它可以让大腿后侧和臀部下方的肌肉富有弹性，强化肌肉力量，减少赘肉，打造出更加俏丽的背部美体。

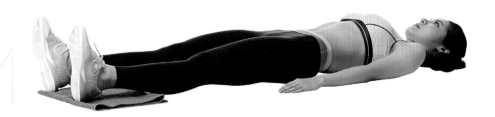

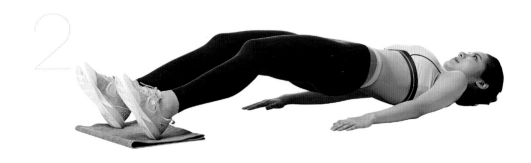

1 平躺在地上，手心向下，将两脚脚跟置于 毛巾上方。

2 腰部发力，将臀部顶起，膝盖微屈。

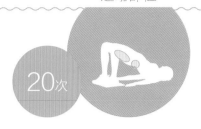

20次

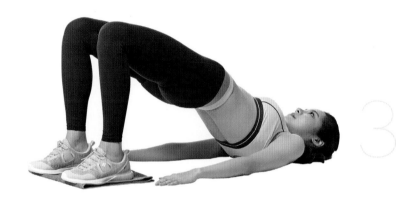

3

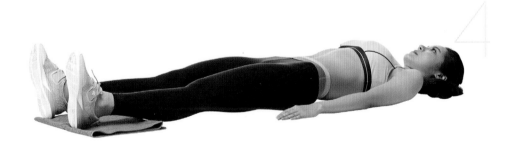

4

3 双脚脚掌踏实地面，最大限度地靠近腰部，同时顶起臀部至最高点，保持 3 秒钟。

4 慢慢将腿放下，还原至图 1 的姿势。重复这个动作。

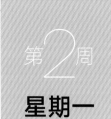

第2周

星期一

侧卧抬腿

抬腿并在空中停顿，会强烈刺激臀部肌肉。反复进行这个动作，会强化臀部肌肉、大腿内侧肌肉，使肌肉更紧致。

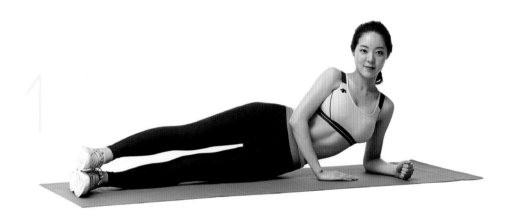

1 侧卧在瑜伽垫上，双腿伸直，上身稍微立起，左手肘撑地，
  右手掌心向下撑地。

20次

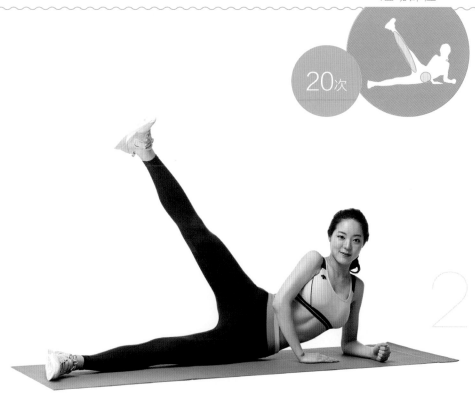

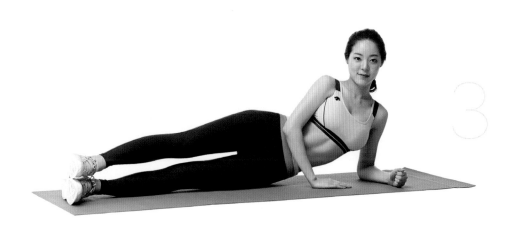

2 臀部发力，左腿抬高至最高点，坚持 3 秒钟。 3 慢慢地放下左腿，还原至图 1 的姿势，重
复 20 次。然后反方向侧卧，以同样的方法
再做 20 次。

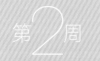
俯身慢速跨步登山

该动作可以同时拉长臀部和大腿肌肉，让大腿变得更加苗条，看起来更加修长。

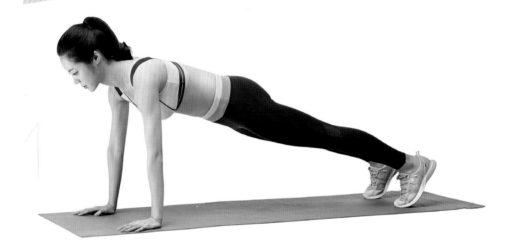

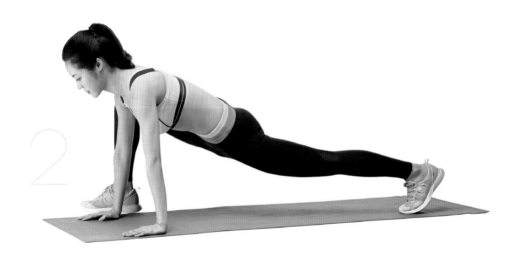

1 双臂撑在瑜伽垫上，脚尖着地，双臂间距
   比肩略宽，从头到脚呈一条直线。

2 腹部发力，带动右腿，右脚尽可能地踩到
   右手旁边，坚持 3 秒钟。

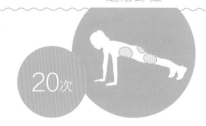

20次

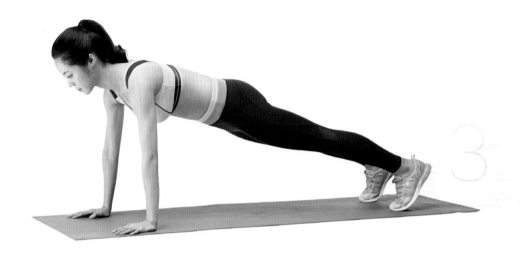

3

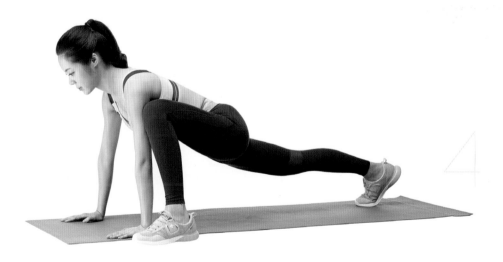

4

3 收回右腿，回到俯撑的姿势。

4 腹部发力，带动左腿，左脚尽可能地踩到左手旁边，坚持 3 秒钟。然后收回左腿，还原至图 1 的姿势。重复这个动作。

屈腿单腿硬拉

该动作可以矫正骨盆错位，平衡左右臀部肌肉，减少臀部赘肉，使大腿肌肉更紧致。

重点 ////

身体前倾时，保持平衡，注意骨盆不要向两侧倾斜。

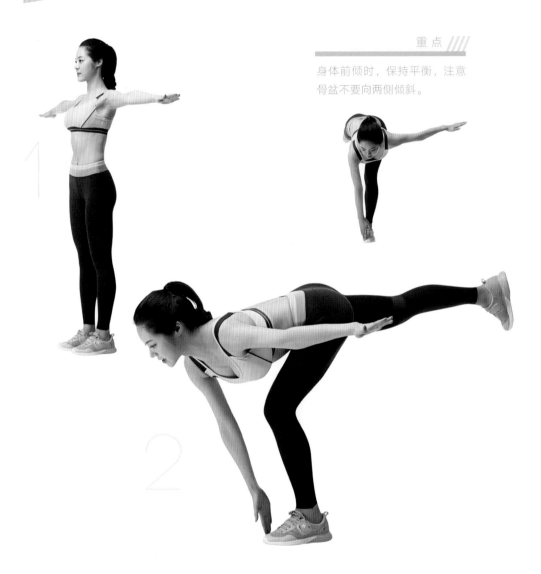

1 腰部挺直，双腿并拢，双臂侧平举。

2 身体前倾，左膝微屈，右腿向后伸展，用右手轻轻触碰左脚脚尖。

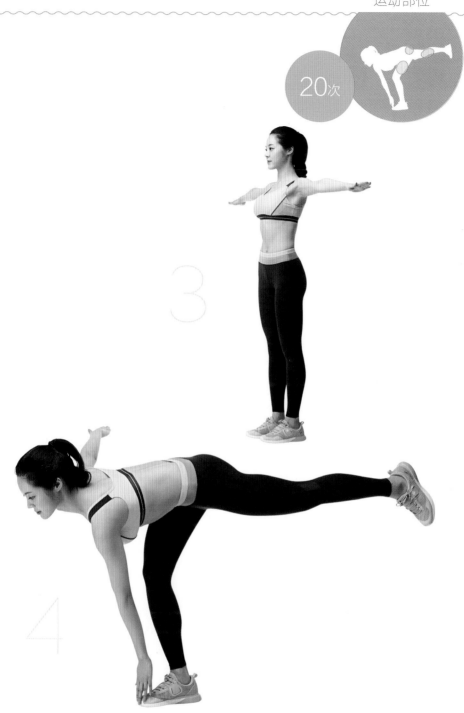

20次

3 慢慢地直起身体，还原至图1的姿势。

4 身体前倾，右膝微屈，左腿向后伸展，用左手轻轻触碰右脚脚尖。还原至图1的姿势，重复这个动作。

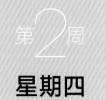

椅上交替换腿

在椅子上进行交替换腿运动，可以强化大腿和臀部的肌肉，更加有效地燃烧脂肪，打造结实而修长的下肢。

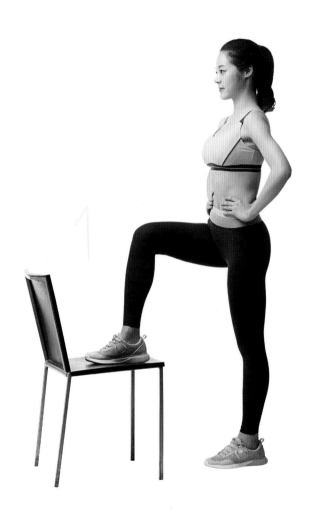

1 挺直腰背，双脚打开，与肩同宽，双手叉腰，右脚踩住椅子。

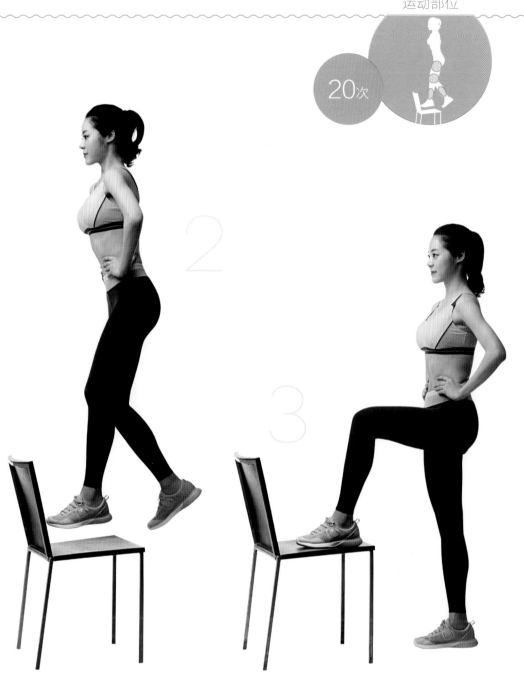

20次

2 右腿发力，身体腾空，同时空中换脚，右脚落地。

3 将左脚踩在椅子上，用同样的方法重复这个动作。[1]

1 在椅子上做此动作有受伤的危险，建议将椅子替换成高度较低的踏板后，再进行该动作。——编者注

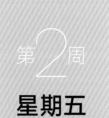

第2周
星期五

平板支撑开合跳 + 交替抬腿

利用爆发力做抬腿动作，可以获得良好的提臀效果，强化大腿肌肉，使之更加富有弹性。

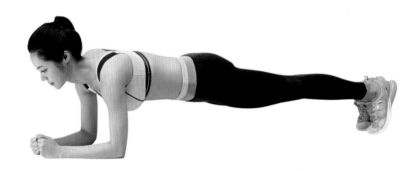

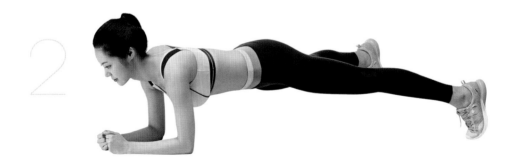

1 双肘撑地，双腿并拢，从头到脚呈一条直线。　2 绷紧上身与双腿肌肉，双腿轻轻跳跃，将腿最大限度地分开。

144

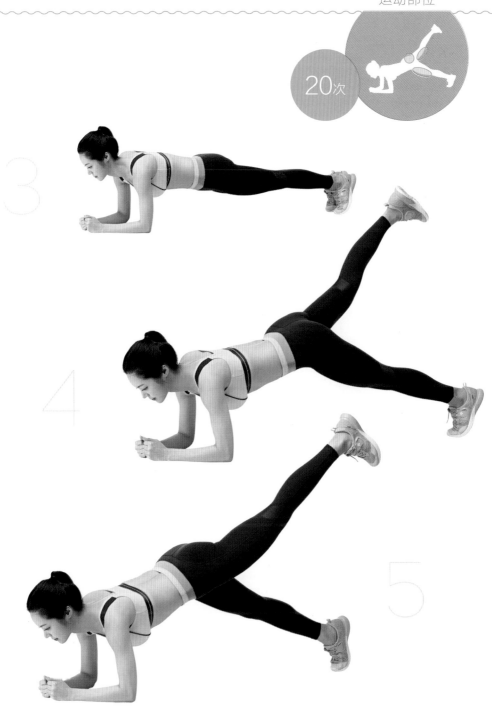

20次

3 臀部和大腿发力，再将双腿并拢。

4 右腿快速向上抬起，然后慢慢落下。

5 再将左腿迅速向上抬起，然后慢慢落下。
还原至图 1 的姿势，重复这个动作。

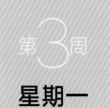

进阶向前交替箭步蹲

该动作可以锻炼臀部和大腿肌肉。蹲坐得越深，越能刺激臀部肌肉，由此打造出富有弹性的心形翘臀。

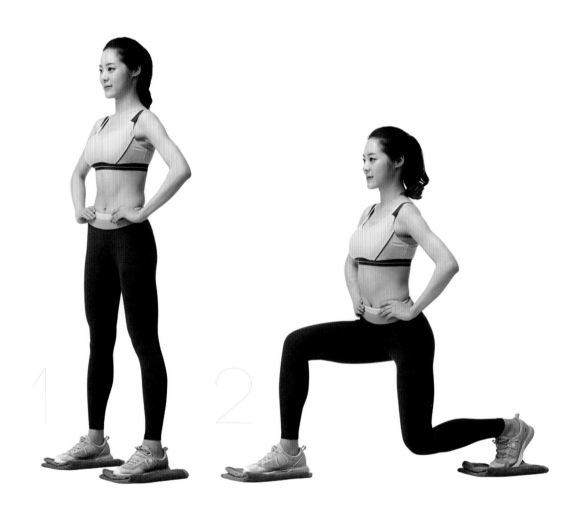

1 双脚分开，与肩同宽，脚掌踩在两条毛巾上。腰部挺直，双手叉腰。

2 右腿向前滑行呈箭步，双腿的大腿与小腿均呈 90°。注意在运动过程中不要让左边膝盖接触地面，坚持 3 秒钟。

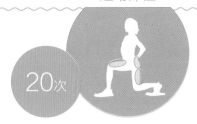

20次

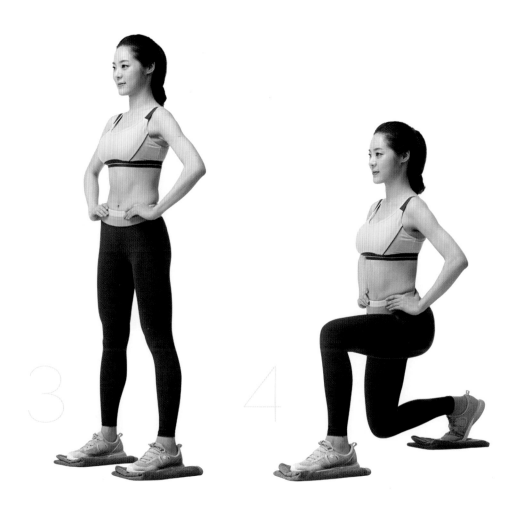

3　慢慢收回右腿，还原至图 1 的姿势。

4　然后将左腿向前滑行呈箭步，双腿的大腿
　　与小腿均呈 90°，坚持 3 秒钟。慢慢收回
　　左腿，还原至图 1 的姿势。重复这个动作。

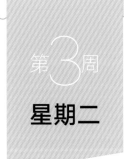

第**3**周

星期二

进阶小哑铃箭步转体

身体在箭步状态下做转体运动，可以强烈刺激臀部和大腿的
肌肉，并锻炼上腹部的肌肉，使从腰部到骨盆处的线条变得
更加紧致。

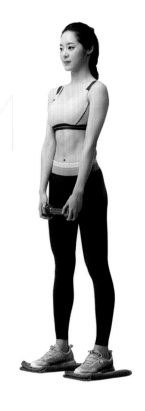

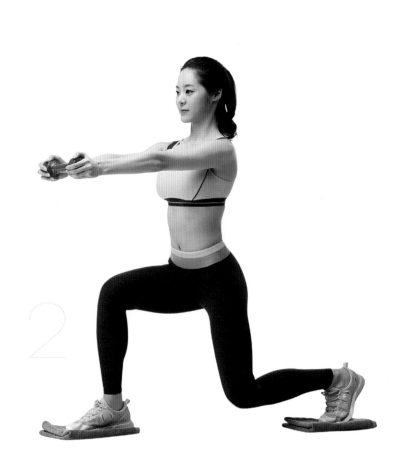

1 双脚分开，与肩同宽，脚掌分别踩在毛巾上。
腰部挺直，双手握住哑铃。

2 右腿向前滑行呈箭步，双腿的大腿与小腿
均呈 90°，同时双臂伸直做前平举。注意
在运动过程中左侧膝盖不要触碰地面。

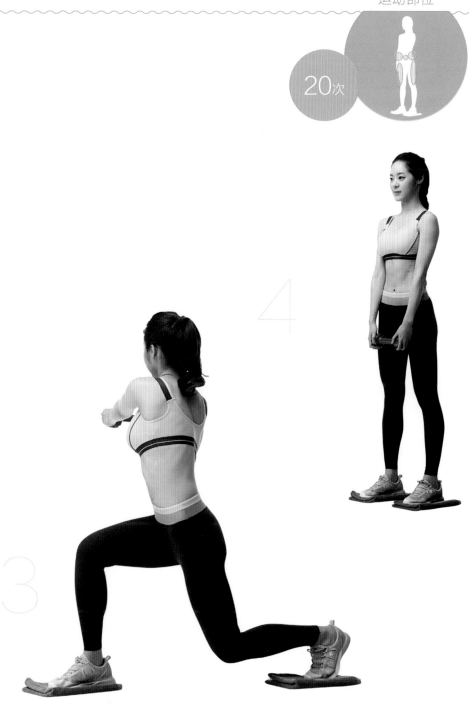

20次

3 腹部发力，把上身最大限度地向右侧扭转，然后回身。在这个过程中，视线要自然地跟着手移动。

4 慢慢地收回右腿，还原至图1的姿势，以同样的方式进行反方向运动。

第**3**周

星期三

进阶跪姿腿开合

该动作是以臀部和大腿的力量拉长大腿内侧肌肉，让腿更加纤细，同时可以美化骨盆线条，打造完美的比基尼曲线。

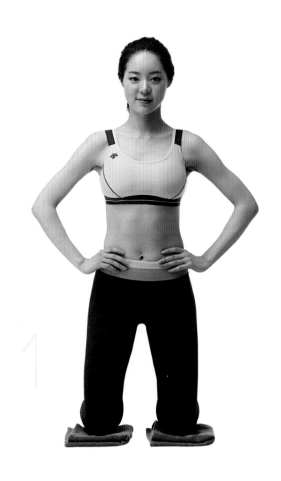

1 双膝分别跪在毛巾上，间距与肩同宽。腹部和腰部发力，将上身挺直，双手叉腰。

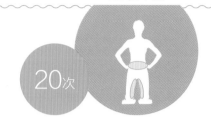

20次

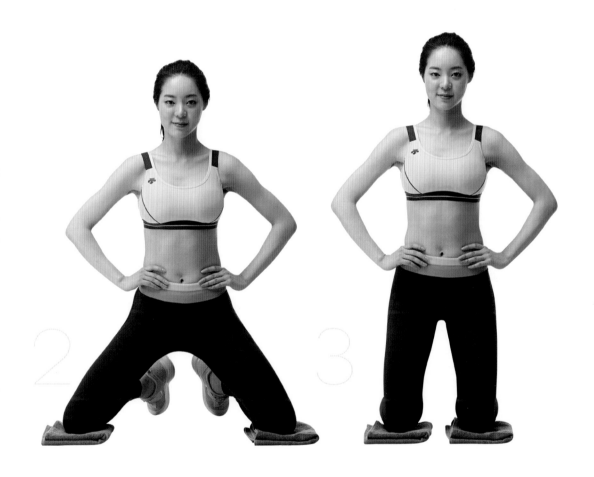

2 臀部和大腿内侧肌肉发力,将双膝最大限 度地打开,并坚持 3 秒钟。

3 双膝慢慢地收回,还原至图 1 的姿势。重 复这个动作。

侧滑深蹲

利用可以锻炼出心形臀部的进阶宽距深蹲，集中刺激大腿、臀部以及腹部的肌肉，将臀部打造得更加漂亮，提升臀线。

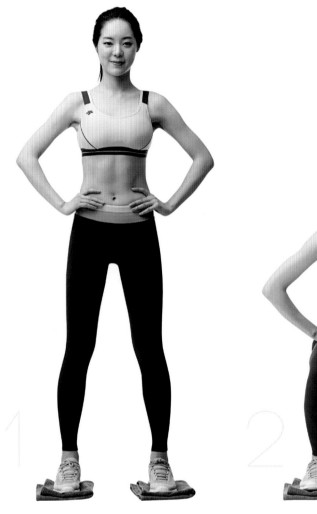

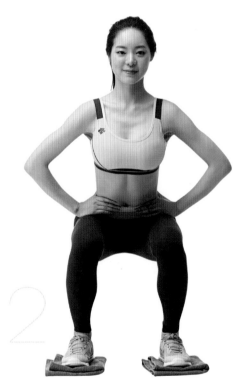

1 双脚分开，与肩同宽，脚掌分别踩在毛巾上。 2 深蹲，大腿与地面平行。
腰部挺直，双手叉腰。

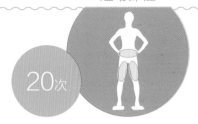

20次

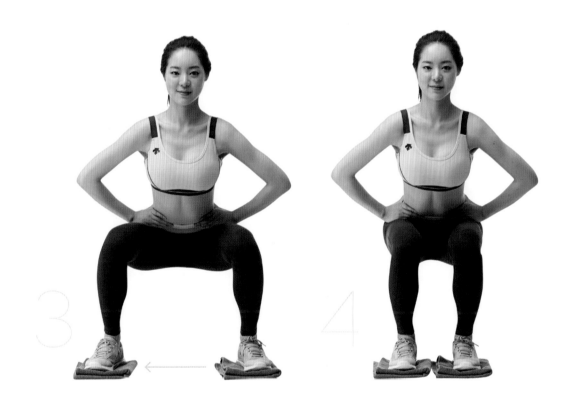

3　左脚固定不动，右脚向右侧滑动。

4　慢慢收回右脚，以同样的方法进行反方向
　　运动。重复这个动作。

大腿动态拉伸

该动作可以收紧下肢肌肉，并使其富有弹性。将大腿左右前后进行拉伸，可以塑造出完美线条。

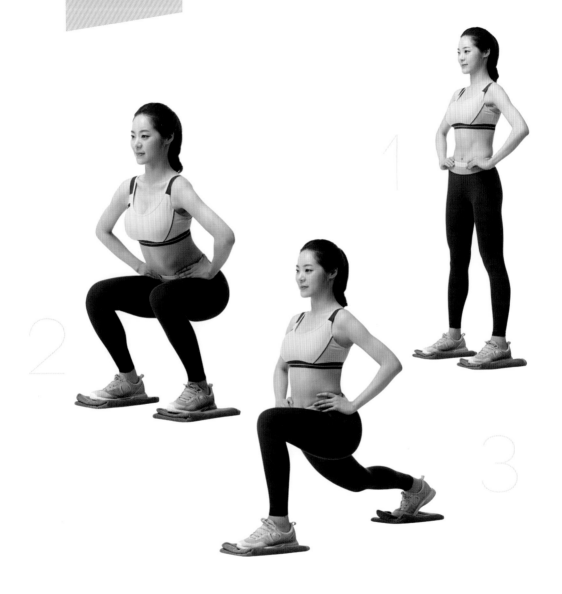

1 双脚分开，与肩同宽，脚掌分别踩在毛巾上。腰部挺直，双手叉腰。

2 深蹲，大腿与地面平行。

3 腰部挺直，左膝弯曲呈直角，右腿最大限度地向后伸展。

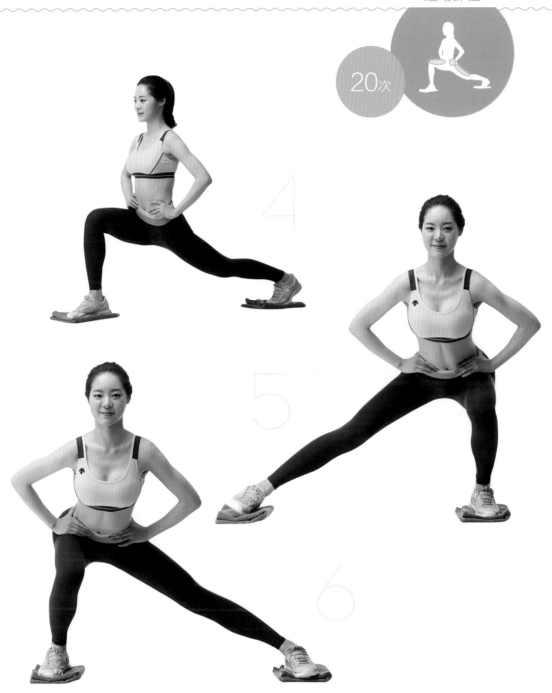

20次

4 做反方向运动，右膝弯曲呈直角，左腿最
大限度地向后伸展。

5 左膝弯曲呈直角，右腿最大限度地向右侧
伸展。

6 做反方向运动，右膝弯曲呈直角，左腿最
大限度地向左侧伸展。然后还原至图1的
姿势。重复这个动作。

单腿起身

该动作可以让大腿后侧肌肉和臀部肌肉变得更加富有弹性，去除大腿赘肉，塑造修长的蜜腿，提升臀线。

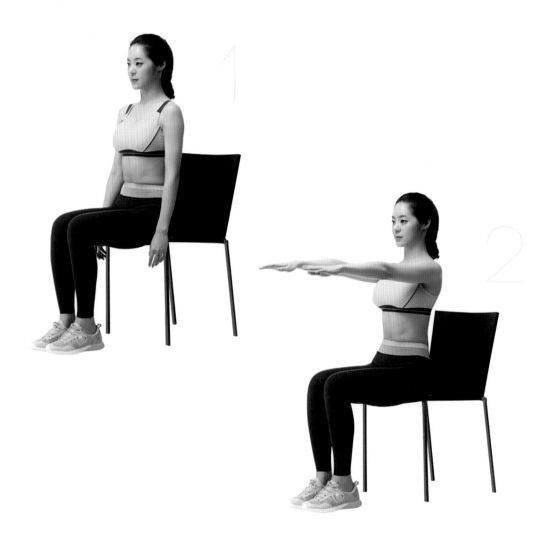

1 挺直腰背，坐在椅子的前端。　　　　2 双臂前平举。

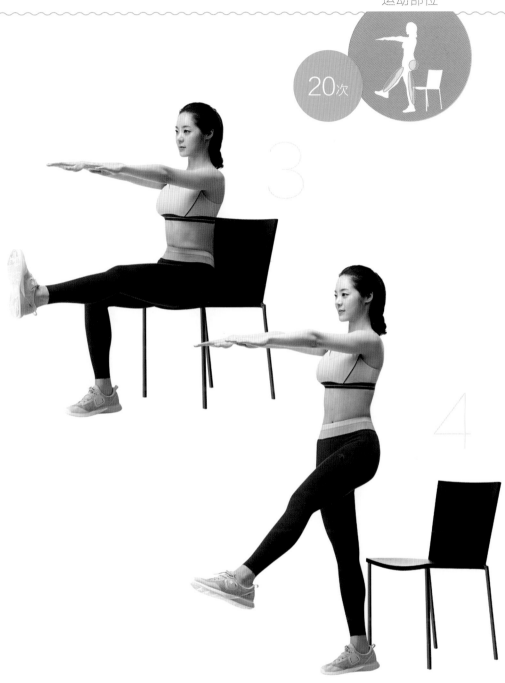

20次

3

4

3 双臂保持前平举不动，抬起左腿，与地面
平行。

4 右脚跟发力，将右腿伸直，身体站立，再
慢慢地坐回椅子上，重复 20 次。然后以同
样的方式换腿运动。

第4周
星期二

椅上交叉步

该动作将身体的重心放在用来支撑的腿上，以集中锻炼臀部肌肉，让臀部的线条更加流畅，使大腿曲线更紧致。

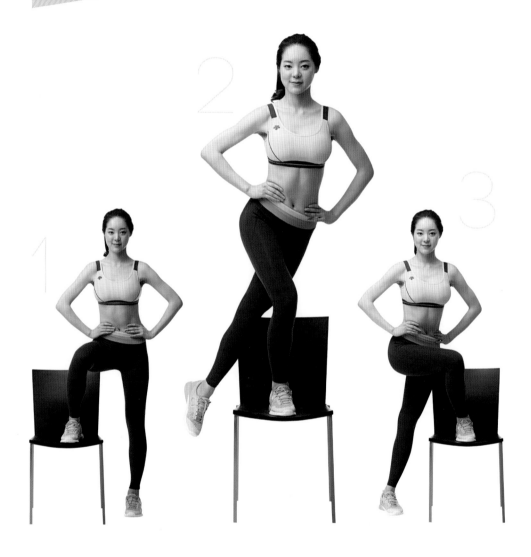

1　双脚打开，与肩同宽。右脚踩在椅子上，双手叉腰。

2　臀部和大腿发力，站到椅子上。身体的重心放在右腿上，左腿从右腿的后面经过。

3　继续用右腿支撑全身，左脚踩在另一侧的地面上。

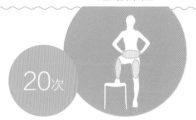

20次

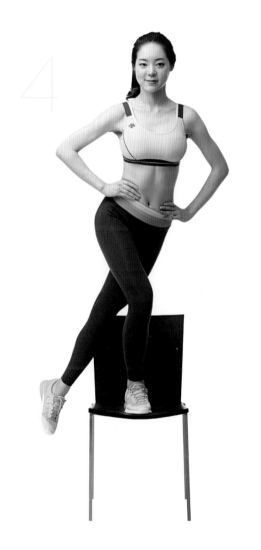

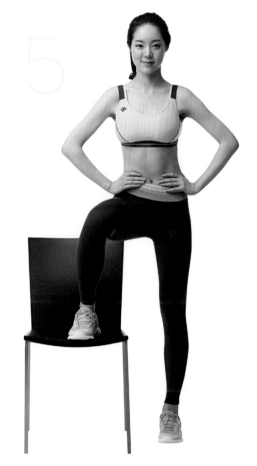

4 臀部和大腿再次发力，站到椅子上。继续将身体的重心放在右腿上，左腿从右腿的后面经过。

5 左腿慢慢地落下，还原至图1的姿势。这个动作重复20次，然后以同样的方式换腿运动。[1]

1 在椅子上做此动作有受伤的危险，建议将椅子替换成高度较低的踏板后，再进行该动作。——编者注

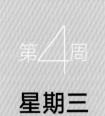

第<big>4</big>周

星期三

交替箭步蹲跳

蹲跳动作是可以消耗较高能量的有氧运动，能打造漂亮的臀部线条和腿部线条，减少下身赘肉。

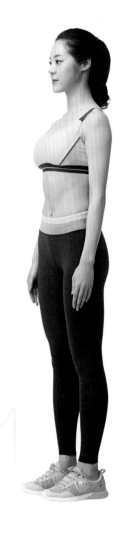

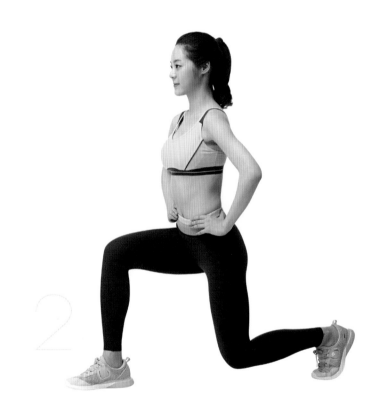

1 双腿并拢，站立，腰部挺直。

2 双手叉腰，右脚向前迈出，下蹲至双膝均呈 90°。

20次

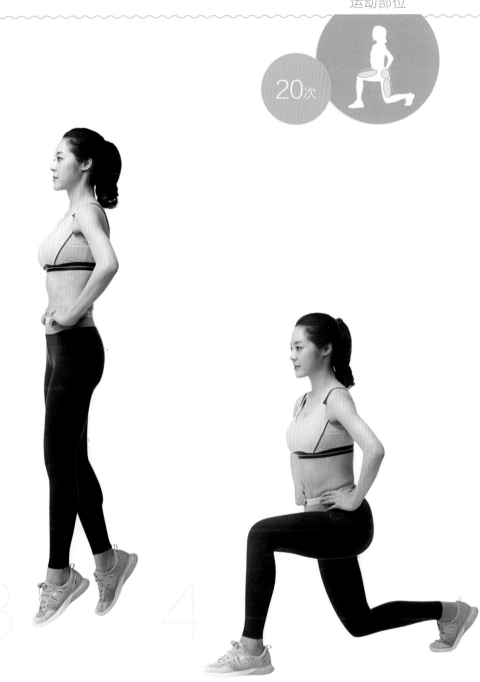

3 身体起跳，在空中迅速换腿。

4 落地下蹲至双膝均呈 90°。重复这个动作。

保加利亚深蹲

该动作可以针对大腿进行集中锻炼，并强烈刺激臀部肌肉，让大腿曲线更加平滑，短时间内即可拥有弹性十足的心形臀部。

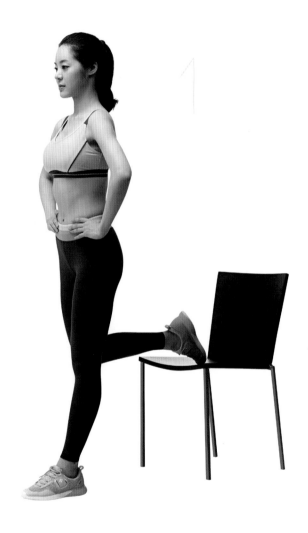

1 双脚分开，与肩同宽，双手叉腰。将右脚搭在椅子上，脚面接触椅面，身体重心放在左腿上。

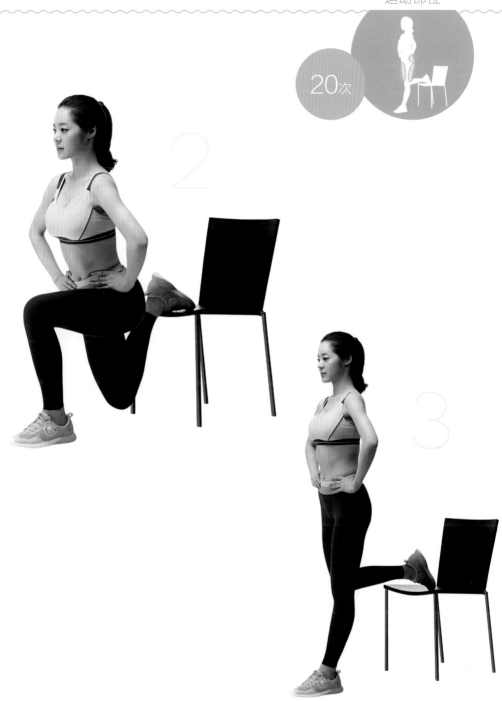

20次

2 屈膝下蹲，直至大腿与地面平行，坚持 3 秒钟。

3 慢慢发力站起，还原至图 1 的姿势。重复 20 次，然后以同样的方式换腿运动。

进阶开合深蹲跳

该动作通过跳跃增加下身肌肉弹性，同时去除赘肉。落地的时候注意运动节奏，这样可以让臀部更加有弹性，大腿肌肉也会变得更加光滑紧致。

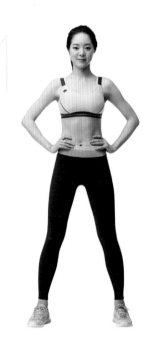

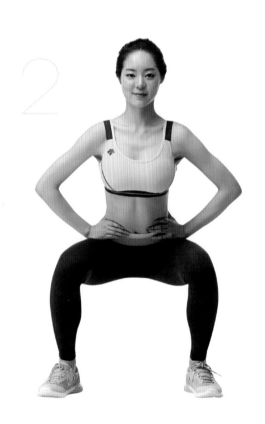

1 双脚分开，间距比肩略宽。腰部挺直，双 　2 下蹲至大腿与地面平行，坚持 3 秒钟。
　 手叉腰。

20次

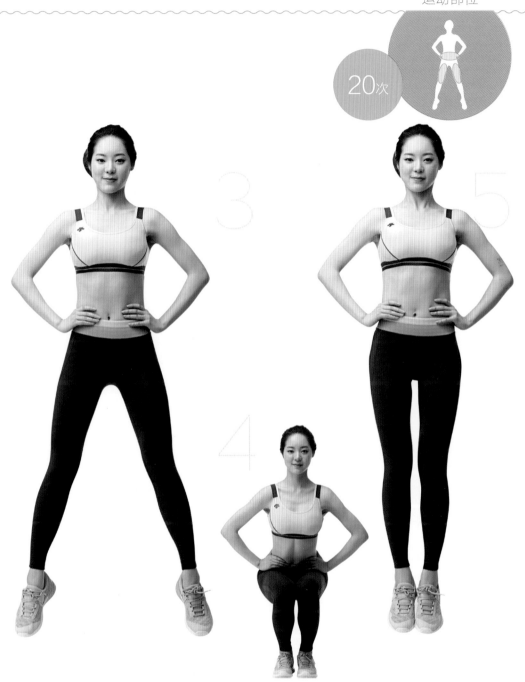

3 双脚蹬地跳起，尽可能地往高处跳。

4 下落时并拢双腿，屈膝，直到大腿与地面平行。

5 再次跳起，尽可能地往高处跳。下落时还原至图 1 的姿势。重复这个动作。